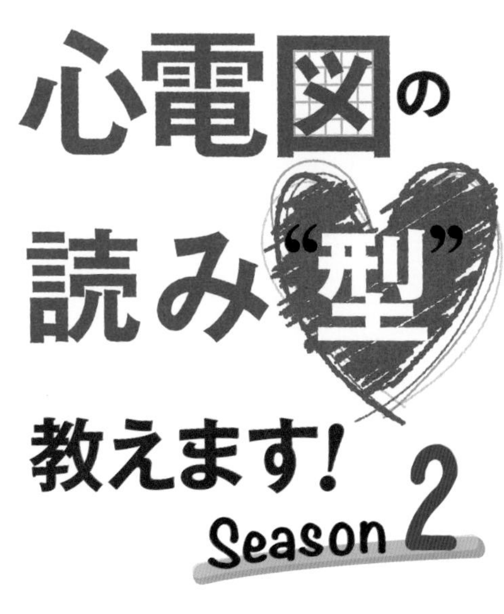

心電図の読み“型”教えます! Season 2

杉山裕章

中外医学社

巻頭言

皆さん，こんにちは．

2020 年（令和 2 年）となり早々に『心電図の読み“型”教えます！ Season 2』をお届けすることができました．自身の著作としては 8 冊目，振り返ってみればボクの最初の著書が 2010 年発刊ですから，丸十年，日々の苦労は尽きませんが，何とか同じ業界で頑張れていることを誇らしくも思います．

本書は，2019 年（平成 31 年）3 月，日本循環器学会学術総会に合わせて出した Season 1 の続編で，株式会社ケアネットの Web サイト（http://www.carenet.com）にて 2019 年 3～9 月までに公開した，

『Dr. ヒロのドキドキ心電図マスター』（通称：“ドキ心”）

の計 14 回分のレクチャーの内容を土台に加筆修正したものです．前作同様，Web 公開の準備段階から出版を意識して作成した読み応えのある 12 章構成となっています．

前置きはこれくらいにして，ここ何回かの著作で定着してきた，「巻頭言」まで“完全セルフプロデュース”，これを今回もやってみます．

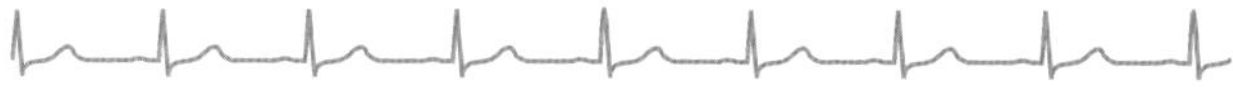

前述のように，本書は『心電図の読み“型”教えます！』シリーズの第二弾であり，著者としては Season 1 から読んでいただきたいというのが本心ではあります．というのも，“～法”や“～の法則”といった，他書には登場しないオリジナル読解法や説明に用いる独特な“言い回し”（Dr. ヒロ語録）が登場するからです．

前作で扱った内容については，“ご存知の”的に登場しますが，編集・校正の過程で Season 2 から本シリーズを手にしてくれた読者の方への配慮が必要だろ

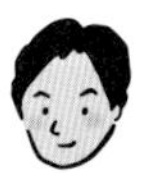

うということになりました．ボクなりのアンサーは，「Dr. ヒロ流！心電図判読メソッド」として端的にまとめたページを作成することでした．もし勉強する途中で「何これ？」と感じる部分があったら，是非こちらを参考にして下さい．

はじめの 2 つの章，Ch.1 と Ch.2 では，ふつうの教科書ではあまり取り上げられることのない，QRS 波形の名付け方について扱いました．「〜型」と呼ぶ方法ですね．僕自身，これがキッチリできるようになって心電図波形に親しみが増しました．

R 波を基軸に，陰性波をどう呼ぶか，複数あったり，高さ・深さが小さいときにどう表現するか知っておきましょう．また，正常波形が「右室パターン」，「左室パターン」の 2 つのアレンジである点，脚ブロック波形の診断ポイントについても述べています．これらの基本的な命名ルールに加えて，Q 波や波形の“ギザギザ”（QRS fragmentation）の病的意義についても扱ったので参考にして下さい．

Ch.3 と Ch.4 では「ST 部分」について扱いました．といっても，多くの皆さんが予想する心筋虚血に関する話ではなく，よりベーシックな点を解説しています．

Ch.3 前半では，ST 計測の手法に続いて，オリジナル語呂合わせの“スタート”の部分で ST 偏位を漏れなく拾い上げるための目の動かし方（“ジグザグ運動”）を学びます．そして，後半は正常亜型と見なせる，若年男性を中心に認められる右前胸部誘導の ST 上昇と，それに関連して性別や年齢を考慮した STEMI（ST 上昇型急性心筋梗塞）の診断基準についても触れました．これは臨床的にも重要な点であり，“ニッコリ兄さん”や“イチゴ（苺）”の登場するボク流の覚え方にも注目です．

Ch.4 のテーマは「男女における ST 部分の違い」としました．言ってみたら，これも「性差医療」の一つで，成因には性ホルモンの関与が大きいともされています．この違いを知ることは，心電図だけを見て患者さんの性別を“当てる”ためではなく，冠動脈疾患，特に STEMI の診断精度を高めるために知っておくべき内容です．他書ではあまり触れられることはありませんが，細かな事項を暗記

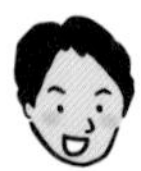

せずとも，概略を知っておくと良いでしょう．Ch.3とも関連した内容ですが，男女差が現れやすいV_1～V_4誘導に注目し，J点とST部分の“傾き”（ST角度）で3つの「型」（パターン）に分類しています．特に加齢とともに男性のST部分が推移してゆく様子は知っておいて損はなく，当然ながら前章で扱った若年男性の猛々しいST上昇もこの一部分として理解することができます．

Ch.5は一部Season 1の内容も含みますが，本書の前半に扱った内容の確認です．忙しい日々の“すき間”にクイズでもどうぞと気軽に作ったのですが，実は2019年にドキ心で扱ったレクチャーの中で最も，しかもダントツに閲覧数が多かったコンテンツでした．これを知り，実践的な症例問題を通して「心電図の読み“型”」を伝えることの重要性を認識するとともに，もっと“現場のニーズ”に応えたいと思いました．「思い立ったら“すぐ”実行」がボクのモットーですので，一気呵成に準備して2020年初頭より日本医事新報にて連載開始したばかりの『すき間ドリル！　心電図～ヒロへの挑戦状～』企画につなげることができました．数千にも及ぶ“杉山ライブラリー”の心電図を用いてどんどん発信してゆくつもりですので，ドキ心と同様にこちらもご愛読下さい．…って，ちゃっかり宣伝してしまった（笑）．

Ch.5で扱えなかった内容に関しては，Season 1同様，章末クイズ（Quiz）を随所に入れ込みましたので，知識が定着しているか確認してみて下さい（Ch.2, 7, 9, 11）．

Ch.6～Ch.10までの後半戦は「期外収縮」を扱っています．特に「心室期外収縮」（PVC）に重点を置いています．5つもの章を割いたのは，循環器専門医でなくともキッチリ診断できるべきとボクが考えている二大不整脈のうち，単発性の不整脈として最も多いものが「期外収縮」だからです．ちなみに，もう一つは「心房細動」（AF）で，持続性の不整脈における“王様”です．こちらはすでにSeason 1で解説しています（☞［Season 1］Ch.4）．

Ch.6では規則正しい洞収縮の連続から突然タイミングが狂う様（さま）を“しゃっくり”に例え，「補充収縮」との違いを解説しました．「期外収縮」はど

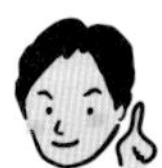

ちらかというと“おせっかい”なイメージがある一方,「補充収縮」は“安全網”で,放っておくと心臓が止まってしまうのを防いでくれる“ありがたい”存在だという認識を持ちましょう.また,基本調律が心房細動におけるPVCについては,鑑別として「(心室内)変行伝導」という難しい話もはさみましたが,こちらは頭の片隅に,ひとまずはPVCをきちんと診断しましょう.

Ch.7は,PVC心電図の満たす性質を扱います.洞周期に干渉しない性質を“上品さ”と言ったのは,たぶんDr.ヒロがはじめてじゃないかな!?

「連結期」や「回復周期」(休止期)は言葉としてはややとっつきにくい気もしますが,これらの名称よりも実波形でどの部分に相当するものかを知って下さい.

ボク自身はまだまだ若手・一兵卒のつもりでいますが,医師になりたて,またはレジデント真っ盛りの年の若い先生方に“ニバイニバーイの法則”の背景(TVコマーシャル)がどこまで伝わるか,若干心配しております(笑).こんなこと言ってること自体がオッサンなのかな.

もう一つ本章に登場する『線香とカタチと法被(はっぴ)が大事よね』という語呂合わせについて.ドキ心の原稿で当初ボクが出していたのは『線香はカタチとハッピー(happy)が大事よね』だったのですが,ケアネットの土井女史が見事にアレンジを加えてくれました.今や法被・ハチマキの“お祭りガール”のイラストの方がシックリくるようになりました(ちなみに“部屋とYシャツと私”のオマージュだそうです).

これらを意識することで,おおむね期外収縮の起源が「心房」か「心室」かを区別できるでしょう.その意味では,このCh.7は非常に重要な章だと思います.

そして,Ch.8〜Ch.10で扱ったのは,「ラダーグラム」です.なぜか最近の教科書ではほとんど取り上げられませんが,一般的に難解とされがちな不整脈心電図の“見える化”に役立ちます.専門医にも敬遠されがちな「心臓電気生理学」の入門とも言える「ラダーグラム」は,循環器の世界を本格的に学び始めたレジ

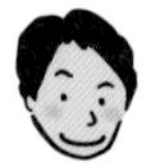

デントの先生方に是非とも習得して欲しい内容です．

すべての基本である洞調律（収縮）のラダーグラムに関しては，Ch.8 で解説した “地下 4 階” 建てよりは，Ch.9 の “地下 3 階” からなる簡易版がふだんはオススメですが，洞結節あたりの刺激伝導を考えることで見えてくることもあります．「心房期外収縮」（PAC）の “茶々入れ” の結果，回復周期（休止期）が「非代償性」になること，「回復周期＞洞周期」，「PAC をはさむ R-R 間隔＜2×洞周期」…闇雲に暗記しようとしても挫折しそうに感じたり，「＜」か「＞」かどちら向きかわからなかったりしそうです．かつてのボクも同じでしたよ．

でも，大丈夫．ラダーグラムを通して “水面下”，いやもとい “地下” の世界で生じている電気の流れを理解すれば，もはや覚える必要などないことがわかってもらえたらいいな．

そして，いよいよ Ch.10 では，PVC の “上品な” 性質，つまり “ニバイニバーイの法則” がなぜ成り立つのか，これを “トリセツ（取扱説明書）” としてラダーグラムを用いて解説しました．「不応期」という聞き慣れない言葉も，心筋の “昼寝” で理解すれば良いでしょう．ただの “茶々入れ” と言われてしまう PAC（Ch.9）と，他人（洞結節）に干渉しない “大人な振舞い” ができる PVC の違いを理解できたら，『線香とカタチと法被が大事よね』とあわせて，もはやどんな心電図であっても，期外収縮の起源がどこかを言えるようになっているアナタがいるはずです．

そして，Ch.11 は “検脈法” と名付けたオリジナルの心拍数計算法（☞［Season 1］Ch.3）の改良計画（笑）．端っこに “見切れた” QRS 波をどうカウントするか…こんなこと誰も教えてくれませんでしたが，ひょんなことからのボクの “気づき” がキッカケになりました．多くのケースでは “検脈法”（原法）で十分ですが，個人的には，徐脈の心電図では “新・検脈法” を用いて心拍を丁寧に拾うことで心拍数計算の精度が向上すると思っています．100 枚の心電図を使って実際に “やってみた” 的な検証をしたのは，ある程度の客観性を持ってお伝えしたかったからです．

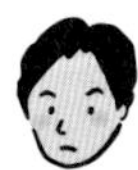

そして最後．これはオマケですが，学生時代から心電図に悩まされ続けてきたボクが，お恥ずかしながら，どのように弱点を克服してきたのか語った“自伝的エッセイ”です．いつしかWeb上で閲覧不能になっていた『心電図の壁』を復刻し，こうした書籍の一部として残せたことは嬉しいですし，皆さんが心電図とうまく付き合っていくためのヒントとして，何かを感じてもらえたら“ポイント2倍”です（笑）．

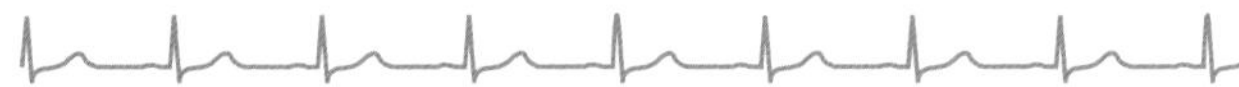

だいぶ長目になったため，最後にお世話になった方々へ謝意を表して「巻頭言」を終えたいと思います．

本書のすべての元になった“ドキ心”は，ボクの原稿の編集・校正から公開までをケアネットの土井舞子女史が連載開始時から変わらず支えてくれています．自分としては“渾身”のエピソードがズバッとカットされたりして時に悲しくもなりますが（笑），彼女の目を通ることで，一般的に取っつきにくい心電図レクチャーが，実に魅力的な内容に変身するものだなぁと毎回驚かされています．

出版元の中外医学社には，今回も多分にお世話いただきました．企画部 鈴木真美子女史は，Ch.12の『心電図の壁』エッセイにも登場しますが，『心電図のみかた，考えかた』から数えて5冊目，今回も企画から各種の渉外，細かな面も含めマネージして下さいました．ボクの循環器・心電図・不整脈に関する執筆活動を発展させる“場”を作ってくれた恩人の一人です．また，編集部の中畑謙氏の“コダワリ”の作業が今作でも光っていることを特筆しておきましょう．Season 1では，出稿から完成まで3カ月以内という，通常は考えられない急ピッチでの作業を強いてしまいましたが，今回はSeason 1で培ったノウハウをもとに，Season 2では，すきのない洗練された仕事をしてくれました．図表やレイアウトなどDr.ヒロの心電図講義が魅力的なスタイルで提供できているのも中畑“現場監督”のおかげだと思います．

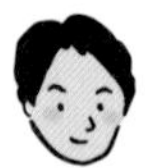

また，他社にはなりますが，医学書院の面々にも『心電図の壁』（Ch.12）の件ではお手間をとらせました．とくに医学雑誌部 坂元祐太氏に取り次いでいただき，出版総務課の緒方美穂女氏にお世話いただきました．医学書院では，編集部 中根冬貴氏にお力添えいただいて2019年に出した『熱血講義！心電図：匠が教える実践的判読法』が好評いただいておりますが，それとは異なるスタイルでもDr. ヒロのレクチャーの魅力をお届けしたいという熱意が本書を作っていることも付しておきます．

そして，家族，親戚の支えにも感謝．内気なボクが，唯一心を解放して接せられる存在だと思っています．これぱっかりは実際にやった人でないとわからないと思っていますが，ただでさえ多忙になりがちな循環器医が“作家”として執筆業を営むには，プライベートの時間はもちろん，他にも多くのモノ・コトを削らざるをえません．

時に（いつも？）多大な“迷惑”ばかりかけていますが，“心電図の伝道師”として天命と信じる教育業・作家業を皆やさしく励ましてくれます．東京・浅草の両親にもなかなか会いに行けませんが，また一冊，粘り強く仕上げた“勲章”を素直に褒め，喜んでくれる存在は他にはありません．

そして，また，内科医，循環器医，不整脈医…いろいろな場面，立場で仕事をしますが，常に目前にいるのは患者さんです．“患者が医師を育てる”―その言葉に間違いはありません．診療技術はもちろん，研究や教育，そして新しい挑戦まで…すべてのチャレンジをボクに与えてくれていると考えるようにしています．

これからも，より多くの患者さんに信頼してもらえる医師になれるよう，医道に邁進する所存です．

2020年2月　令和最初の冬　雪化粧した京都修学院より

杉山裕章

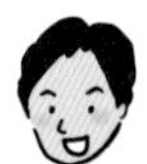

目　次

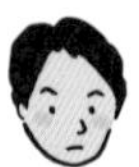

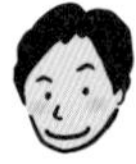

Dr.ヒロ流！心電図判読メソッド

『心電図の読み“型”教えます！』シリーズに登場する“～法”や“～の法則”をはじめ，他書ではあまり見聞きすることのない独特な言い回しはDr.ヒロが独自に命名したものです．

本書でもいくつか新しいものが登場していますが，Season 1ですでに扱った内容で特に説明せずに用いたものもあります．そこで，できるだけ途中のSeasonからでも読んでいただけるよう，以下に概要を述べました．こうして自身の世界観を言葉で表現するのは恥ずかしくもありますが，最近では“言い得て妙”や“よく練られた表現”，“たしかにその通り”と言ってくれる人もいます．

詳しく知りたい方は『心電図の読み“型”教えます！ Season 1』や『心電図のはじめかた』などの姉妹書での参考箇所も示したので参考にして下さい！

心電図の読み“型”

目的 心電図を漏れなく判読する（系統的判読）

概略 「レーサーが ピッタリ クルッとスタート バランスよし！」を合言葉に漏れなく心電図を読む．

個々のチェック項目はどれ一つ特別なものではないが，今まで漠然と口授されてきたものを明快な1つのパッケージにしたのが，Dr.ヒロ最大の業績と考えている．これを単に「語呂合わせ」や「読み“型”」．「系統的判読」と表記している部分もある．

レーサー	が	ピッタリ	ク	ルッ	と	スター	ト	バランス	よし！
R3		P	Q	R		ST	T	Balance	

レーサー （が）	**1）Rチェック×3（R3）—“レーサーチェック”** ①R-R間隔は整か不整か？ ②心拍数（Rate）は正常範囲（50～100/分）か？ ③リズム（Rhythm）は洞調律か？
ピッ（タリ）	**2）P波形チェック（心房負荷：右房・左房拡大は？）**
ク	**3）QRS波形チェック** ①異常Q波はないか？
ルッ（と）	②R波チェック—“スパイク・チェック” (a) 向き：(QRS) 電気軸，回転ほか (b) 高さ：高電位，低電位 (c) 幅　：脚ブロック（心室内伝導障害）
スター	**4）ST偏位チェック（ST低下，ST上昇はないか？）**
ト	**5）T波異常チェック（陰性T波，平低T波）**
バランス （よし！）	**6）バランス・チェック（波形の距離，関係性）** ①PR(Q)間隔—“P-QRS” ②QT間隔—“QRS-T” ③P-QRS連関（つながり）

参考 ・心電図の読み“型”教えます！ Season 1．中外医学社；2019：Ch.1．
・心電図のはじめかた．中外医学社；2017：Ch.11．

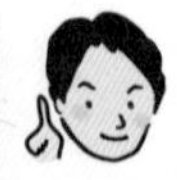

JCOPY 498-13702

レーサー（R3）・チェック

目的 不整脈のスクリーニング

概略 Dr. ヒロ流の読み“型”のはじめの「レーサー」の部分．頭文字「R」の 3 項目：① R-R 間隔，② Rate（心拍数），③ Rhythm（調律）を確認すること．「R-R 間隔が整，心拍数 50～100/分，洞調律」がノーマルであり，1 つでも外れる場合に不整脈の存在を意識する．

参考 ・心電図の読み“型”教えます！ Season 1．中外医学社；2019：Ch.2, 3.
・心電図のはじめかた．中外医学社；2017：Ch.11.

スパイク（R 波）・チェック

目的 QRS 波形の異常の確認

概略 Dr. ヒロ流心電図読み“型”の「クルッと」の「ル」の部分．QRS 波を最も特徴づけるスパイク状の「R 波」に関して（a）向き，（b）高さ，（c）幅の 3 つをチェックする．（a）は主に QRS 電気軸や回転，（b）は高電位，低電位や胸部誘導の R 波増高過程，（c）では幅広（wide）の場合に脚ブロックなどを想定する．

参考 ・心電図のはじめかた．中外医学社；2017：Ch.11.

イチニエフの法則（別名：イチニエフ法）

目的 洞調律（sinus rhythm）かの判定

概略 「イチニエフ・ブイシゴロで陽性，アールで陰性」の冒頭部分をとった手法．P 波の向き（極性）が，Ⅰ，Ⅱ，aV_F，V_4，V_5，V_6 誘導で陽性（上向き），aV_R で陰性（下向き）ならば洞調律と考える．
「ロシア人の名前みたいだね」と某先生に言われてからは，コサック帽をかぶった男性のイラストつきで紹介することが多い．

参考 ・心電図の読み“型”教えます！ Season 1．中外医学社；2019：Ch.2.

検脈法

目的 心拍数を計算で求める

概略 A4 サイズの標準フォーマットでは，肢誘導，胸部誘導とも 5 秒ずつ計 10 秒間記録されていることを利用する．R-R 間隔が整で極端な頻脈でも徐脈でもなければ，**5（ないし 10）秒間の QRS 波（スパイク）の数を数えて 12 倍（10 秒なら 6 倍）**して心拍数を求める．Ch.11 で扱った「新・検脈法」との違いは，QRS 波[*1] の一部分でも見えていたら「1 個」とカウントする点．何といってもあまり細かく考えずに，ほぼ瞬間で心拍数の概算値が求まる点が秀逸な方法である．

参考 ・心電図の読み“型”教えます！ Season 1．中外医学社；2019：Ch.3.

---

*1 P 波や T 波のみの場合はカウントしない．

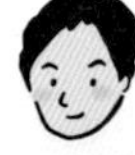

肢誘導界，肢誘導の世界，円座標システムなど

概略 心臓の前額断（または冠状断）において，肢誘導を円座標上に割り当てたもの．標準肢誘導（Ⅰ：±0°，Ⅱ：+60°，Ⅲ：+120°）はⅠを基準に+60°ずつ，増幅肢誘導（aV_R：−150°，aV_L：−30°，aV_F：+90°）はきれいな“Y字”ないし“逆ベンツ・マーク”と覚えておくと良い．

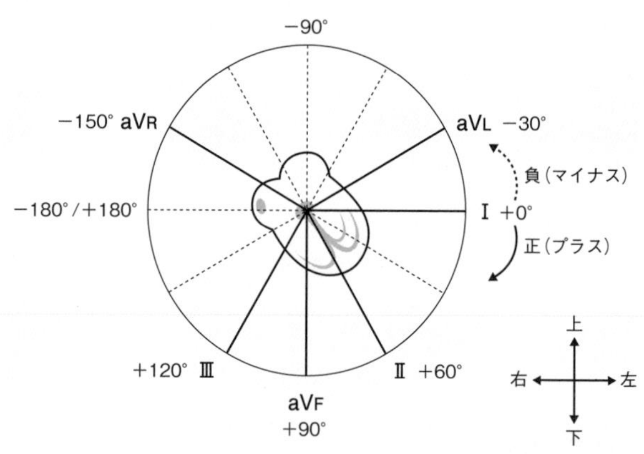

参考 ・心電図の読み“型”教えます！ Season 1．中外医学社；2019：Ch.5.

トントン法

目的 （QRS）電気軸を求める（**30**°刻み）

概略 Ⅰ誘導とaV_F誘導（ときにⅡ誘導）におけるQRS波の向き（極性）から定性的な判定ではなく，「〜°」と数値で求める方法（定量的）．肢誘導6つのQRS波のうち，上向き（R波）と下向き（Q波，S波）が等しくなる“**トントン・ポイント**”（**TP**）を見つけ，知りたい電気軸はそれに直交する方向と考える．TPがない場合は，もっとも“トントン”に近い誘導で代用する．肢誘導界における誘導配置が“30°刻み”のため，求まる電気軸も当然30°単位とやや“おおざっぱ”な印象がある．

参考 ・心電図の読み“型”教えます！ Season 1．中外医学社；2019：Ch.9.

トントン法による（QRS）電気軸の求め方

①肢誘導のQRS波に着目する—“方向性”に強い肢誘導界に注目．
②“トントン”（上向き波≒下向き波）となっている誘導（TP：トントン・ポイント）を探す．
③TPに直交する2方向のいずれかが真の電気軸で，Ⅰ誘導などのQRS波の向きがうまく説明できる方を選択する．

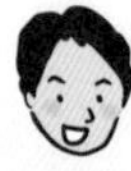

トントン法 Neo

目的 (QRS) 電気軸を求める (10〜15°刻み)

概略 6つの肢誘導の中に"トントン・ポイント"(TP) がない場合に試みるべき手法 (トントン法を"ほぼトントン"の誘導に用いるとズレが大きくなる場合あり).

「肢誘導界」を思い浮かべ, aV_L → I → $-aV_R$ → II → aV_F → III → $-aV_L$ → − I *2 の順でQRS波の「向き」(極性) をチェックする.

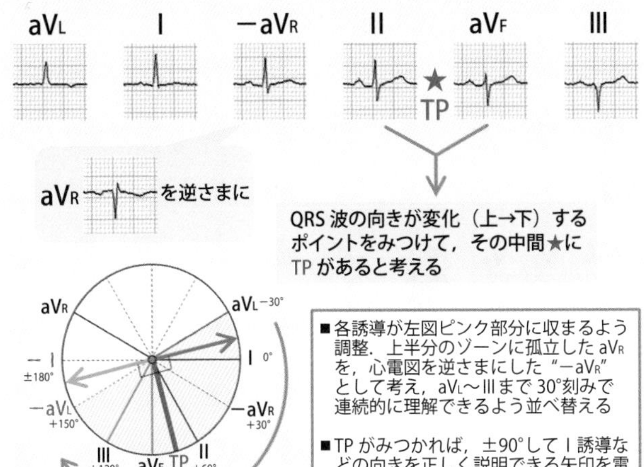

[トントン法 Neo の適用例]

必ずどこかで"下→上"ないし"上→下"となる箇所があり, 誘導の連続性を意識して, この間にTPがあると考える. 向きの入れ替わる前後の上向き, 下向き具合が同程度ならば「中間」, どちらかに偏っていたら, 10°刻みでより"トントン"に近い方にTPがあると考えるのがミソである. TPの角度がわかれば, 残りは"トントン法"のやり方と同様.

ちなみに, 自験例 (n=125) から心電計の自動計測値と本手法のズレは80%が±10°以内, 95%が±15°以内となり, 正しく適用することで15°単位なら (QRS) 電気軸は常に自身で算出可能とした検証を提示している.

参考 ・心電図の読み"型"教えます! Season 1. 中外医学社; 2019: Ch.10.

トントン法 Neo による (QRS) 電気軸の求め方

①頭の中で肢誘導の連続性を意識した順番に並べ替える (肢誘導界を思い出す).
　aV_L, I, $-aV_R$, II, aV_F, III, $-aV_L$
②QRS波の「向き」に着目してTP(トントン・ポイント) を探す.
③明らかなTPがなくても, QRS波の向きの移り変わりに着目し,
　1) 波の上下が"どこの間"で変化するか (連続性),
　2) 変化する両端の誘導に対し"どっち寄り"か, を考慮してTPを予想する.
④I誘導の向きなどを参考にTP ± 90°方向から真のQRS電気軸を導く.

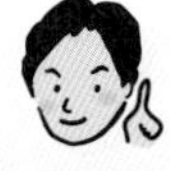

JCOPY 498-13702

仲良し誘導，隣接誘導，“お隣（さん）”，“ご近所”，“兄弟”など

概略 12誘導システムの基本的な理解として，個々の誘導を心臓（主に左室）を定点から眺める方向ないし「方角」ととらえる．空間的に似通った方向性を示す誘導群をグループ化しておくと良い．正式な用語は心筋梗塞の定義などど用いられる隣接誘導[*3]（contiguous leads）だが，Dr. ヒロの言い方では“仲良し”，“お隣”，“ご近所”や“兄弟”などと言い換えれば良い．次の3つを絶対に知っておくべき．

① V_1，V_2，V_3，V_4：ブイイチニサンシ（またはブイイチからヨン）…前壁誘導

② Ⅱ，Ⅲ，aV_F：ニサンエフ…下壁誘導

③ Ⅰ，aV_L，(V_4)，V_5，V_6：イチエル（ブイ）ゴロク（またはイチエル［ブイ］シゴロ）…側壁誘導

参考 心電図のはじめかた．中外医学社；2017：Ch.6.

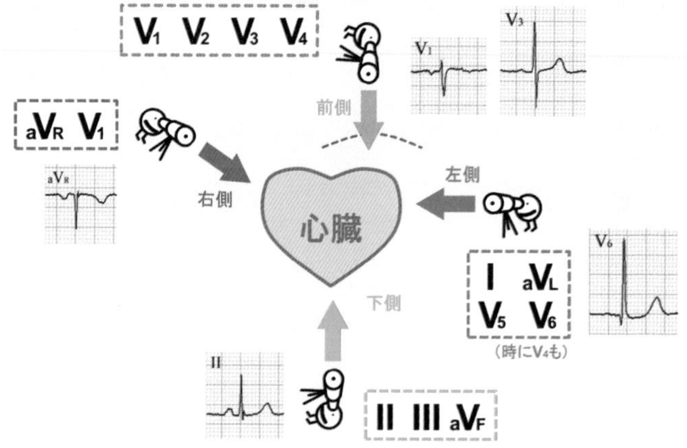

[*2]「−○」は○誘導（aV_L，Ⅰ，aV_R）を上下反転したものという意味.

[*3]胸部誘導は波形の並び順通りだが，肢誘導は円座標システム（肢誘導界）の上での位置的な隣接を意味することに注意が必要.

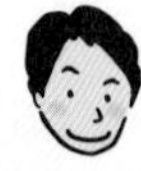

JCOPY 498-13702

本書の資料のダウンロード方法

本書で使用した主な心電図画像を閲覧・ダウンロードできるようにいたしましたのでご利用下さい.

1. 本書のシリアルコードは以下のとおりです.

shindenzu_kata_02

2. 次のいずれかの方法で，中外医学社ホームページ内の「動画閲覧・ファイルダウンロード」ページにアクセスしてください.
   - 中外医学社ホームページ（http://www.chugaiigaku.jp/）にアクセスし，下に少しスクロールすると左側にあらわれるバナー「>動画閲覧・ファイルダウンロード」をクリックしてアクセス.
   - 「動画閲覧・ファイルダウンロード」ページの URL（http://chugaiigaku.jp/movie_system/video/m_list.html）を直接入力してアクセス.
   - スマートフォンなどで下の QR コードを読み取ってアクセス.

3. 本書の表紙画像左横のラジオボタン（◉）を選択してください.

4. シリアルコード欄に上記のシリアルコードを入力し，「>確定」をクリックしてください.

5. 御覧になりたい画像番号の右の「ファイルダウンロード」をクリックするとダウンロードが開始されます.

なお，ご利用に際して，心電図画像（個人情報はすべて消去）のお取り扱いにはご注意ください. 本件に関して生じましたトラブルに対し，著者ならびに出版社はその責を負えかねます.

CHAPTER 1

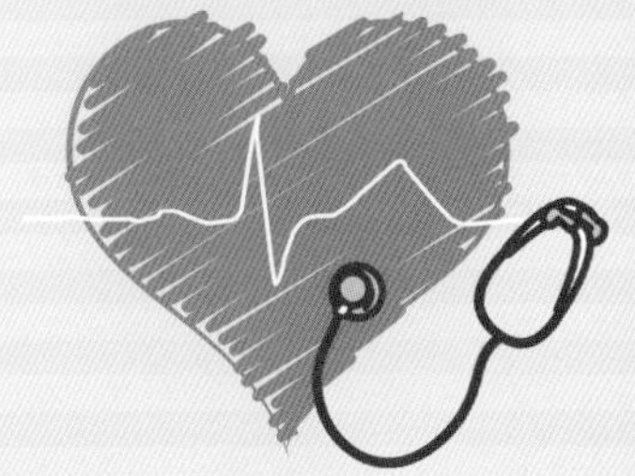

QRS波の命名法～心電図界のギョーカイ用語，知りたくない?～（前編）

本章のテーマ

- QRS 波を構成する「Q 波」，「R 波」，「S 波」の命名法の基本を知っていますか？
- 「右室パターン」と「左室パターン」の意味を理解し，波形を描画できますか？
- 「異常 Q 波」の病的意義は何でしょう？

心室の収縮を表す「QRS 波」．単一の波のように思えて，実は，いくつかの波が合わさっているんです．個々人で微妙に波形が異なったり，心臓病になって心臓に“キズ”がつくと，かなり複雑になったり….そんな QRS 波に焦点をあて，その命名法を Dr. ヒロが 2 回シリーズで解説します．前編の今回は，各波形の基本的な呼び方を扱いましょう．

問題

図1-1 の（1）～（6）の QRS 波はどう呼んだらいいか？波形の構成要素に注目して「～型」と答えよ．

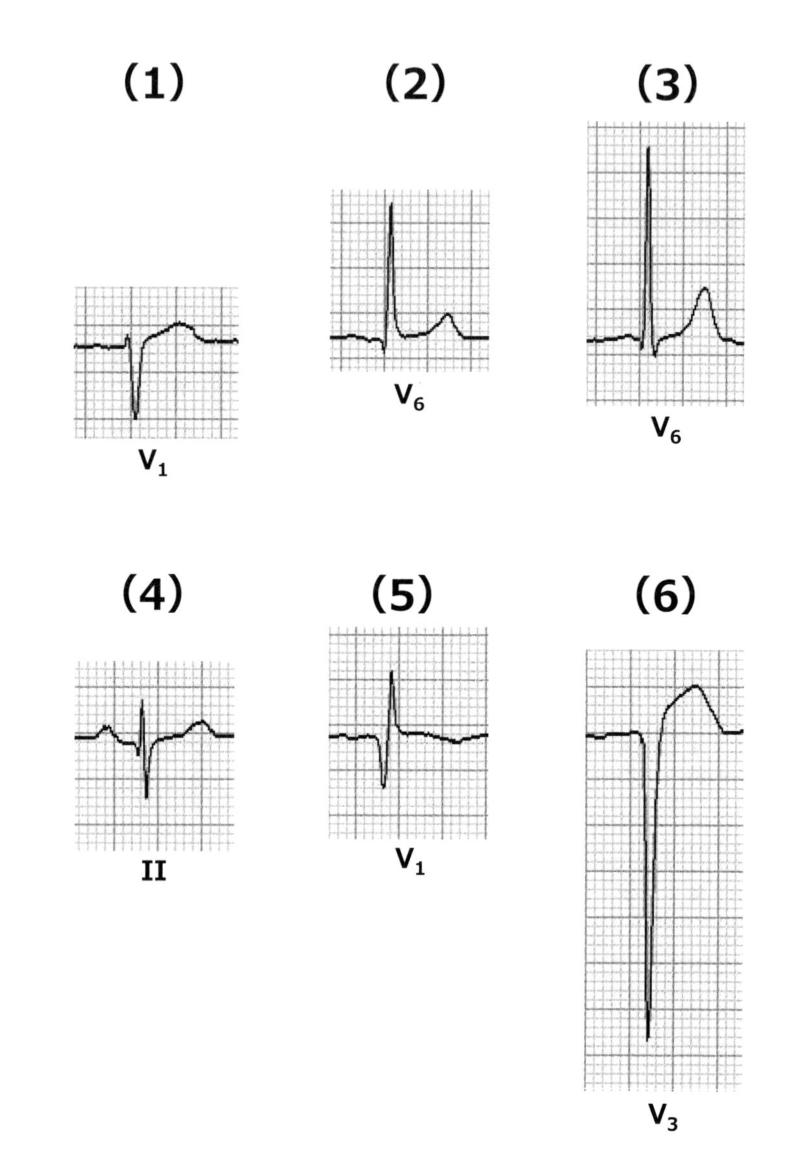

図 1-1 各 QRS 波を表現できますか？

解答

(1) rS型，(2) qR型，(3) qRs型，(4) qRS型，(5) QR型，(6) QS型

解説

(1) と (2) は，基本中のキホンです．極論すれば，正常なQRS波形は，この2ついずれかのパターンしかありません．ここではQRS波形の命名法として，以下2つの基本的ルールについて学びましょう．

1) 上向き波と下向き波をどう呼ぶか？
2) アルファベット表記の大文字・小文字をどう使い分けるか？

暗号化されたQRS波

たとえば，皆さんが講義やカンファレンスで，
『V_1誘導のQRS波形は，「rSr'型」の不完全右脚ブロックパターンを示しています』

と聞いて，どんな波形のことか，すぐに思い浮かべることはできますか？ 心電図の世界では，QRS波形構成（configuration）を表現するのに一定のルールがあるのです．まぁ，“業界用語”みたいなものかな．

冒頭にも取り上げたように，ボクたちが通常「QRS波」と呼んでいるスパイク状の波は，単一ではなく，いくつかの上向き（陽性）波と下向き（陰性）波が合わさってできています．より正確な表現は**QRS群**（QRS complex）．つまり，“複合”ってコト．このQRS波

の命名法について，詳しく説明している本は少ないですが，今回，具体例を用いて解説します．これを理解すると，波形に親しみが持てるようになるでしょう．

基本的な波形要素の名称と大きさ

まず，上向き（陽性）波から．これは **R** 波の“一択”で OK．シンプルでしょ？ QRS 波の命名は，必ずこの「R 波」を認識することから始まると考えて下さい．

一方の下向き（陰性）波は，「Q 波」と「S 波」の 2 通りがあります．「最初の R 波よりも手前に陰性波があったら Q 波」のように述べている教科書もありますが，やや回りくどく感じますね（Ch.2 で扱いますが，“最初”という表現は複数ある場合も踏まえてです）．要は QRS 波の最初の波が下向きで始まっていたら，それを **Q** 波というワケ．それ以外の下向き波はすべて **S** 波と呼ぶつもりで OK です．

そして，もう一つ．一般的な名称は「Q 波」，「R 波」，「S 波」でいいんですが，振幅が小さな場合は，アルファベットの**小文字**で「q 波」，「r 波」，「s 波」と表記するんです．Dr. ヒロ流の目安は **3mm**．これに満たない波は“小さい”と判断します．もちろん，これはローカル・ルールで絶対的なものではないので，だいたいでいいんです（ボクは 3mm ギリギリでも小文字で書いています）．

さて，基本を知ったらすぐ適用．これが Dr. ヒロ流心電図学習の極意の一つ．以上のことを踏まえて，問題の波形を一つずつ丁寧に確認してみましょう．

（1）は，はじめに小さな上向き波，つまり「r 波」があって，次に大きな「S 波」ですね．あとは，時間の流れに沿って左から呼ぶだけですから，**rS** 型です．これは V_1～V_3 などの右前胸部誘導（または前

JCOPY 498-13702

壁誘導）で主に見られる波形で，右室パターンというニックネームもあります．QRS 電気軸のところで，“下向き優勢”といった波形の代表です（☞［Season 1］Ch.8）．

（2）はどうでしょう？　立派にツンッと立った「R 波」が出現する前に小さな「q 波」があります．下向き波から始まっているので，「s 波」ではありません．よって，**qR 型**となりますね．こちらは，V_5，V_6 などの左側胸部誘導（または側壁誘導）で主に見られ，左室パターンの QRS 波形と呼ばれます．こちらは“上向き優勢”の QRS 波の代表です．

（3）は，（2）とほとんど一緒ですが，最後に小さな下向き波（s 波）が出現しているので，**qRs 型**が正解です．これも広義の「左室パターン」と見なせる類縁波形です．

その調子でいってみましょう．

（4）は「R 波」を中心に，前後に下向き波．前は小さいので「q 波」（はじめ下向き波です），後は大きさが（深さ）十分ですから「S 波」でいいでしょう．つまり **qRS 型**が正解です．

（5）は「R 波」の手前に大きい「Q 波」が存在するので，**QR 型**が正しい呼び方です．

どうです？　わかってくるとポンポン名前が出てくるでしょう？単純だけれど，こんな小さな“喜び”が勉強を続ける力になります．

右室パターンと左室パターンとは何ぞ

さて，（1）～（3）で突如として登場した「右室/左室パターン」という表現．これは，次の図を見ると理解が深まります 図1-2 ．

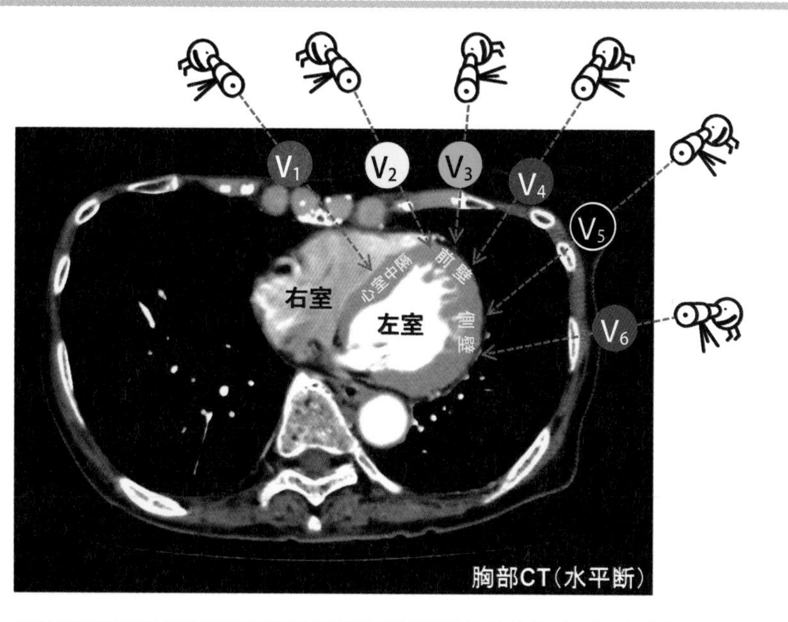

- 胸部誘導は CT 画像を思い浮かべる.
- “各記録電極から一番近い部位を主に眺めている” と考えれば，直感的に理解しやすい.
- 心室で言えば，V_1：心室中隔（および右室），V_2〜V_4：左室前壁，V_5・V_6：左室側壁が担当誘導となる.

図 1-2 胸部誘導電極と両心室の位置関係
（杉山裕章．心電図のはじめかた．中外医学社；2017. p.64 を改変）

この図は，心臓レベルの胸部 CT 画像（水平断）に，胸部誘導の電極位置を示したものです（“宇宙人” が心臓を眺めています）．QRS 波は，両心室の興奮を示しますが，通常は心筋ボリュームの多い左室成分が主に反映されていると考えて下さい．

医学生や研修医にレクチャーする際，ボクは「心室内の電気の流れは，心臓の中心から左室の “先っぽ”（心尖部）に向かう方向だよ」

と説明しています．すると，左室をド真ん前に見据えるゴロク（V_5，V_6）誘導は，この“電流”をそのまま受け入れる場所ですから，（2）や（3）のように立派なR波がそびえる波形となります．これを「左室パターン」というのも納得ですよね？　一方の右室に近いV_1やV_2誘導側はどうでしょうか？　起こっている電気現象は1つなので，心室中隔をはさんで，V_5・V_6と正反対に位置するV_1やV_2にとって，心室内の“電流”は自分たちからどんどん離れていくように感じられるでしょう．その結果，基本の左室パターン（2）を上下反転させた（1）のようなカタチがV_1やV_2誘導の基本波形となります．「右室パターン」というのは，右室収縮を主に表すという意味ではなく，“右室側から”左室収縮を見た様子と理解しておきましょう．

「Q波」は心筋梗塞の爪痕!?

ところで，（2）～（5）のいずれにも「Q波」がありますが，（5）の「Q波」だけ真の「Q波」で，ほかは「q波」なのがわかりますか？　大きさだけではなく，（5）の「Q波」は“幅”も広いですよね？

これは，「陳旧性心筋梗塞」，つまり過去の心筋梗塞の“爪痕”として見られる異常Q波です．壊死してしまった心筋を反映しているとされます．おおむね幅の広さで本物の“爪痕”かどうかを決めてOKですが，実は，小さな「q波」でも「異常Q波」と考えるべき状況もあるため（とくにV_1～V_3誘導），いずれ詳しく扱います．

あえてここで「心筋梗塞」の話をしたのは，最後の（6）の波形にも関係するからです．どうです，この波形？　最初に上向きの「R波」を探そうとしても…ないんです．このような“下向き波だけ”という特殊な状況では，「R波」がない以上，「Q波」とも「S波」とも決めかねてしまいますね．では，どう呼ぶのが正解か…これは，なんとQS型です！　人によってはQSパターンとも呼称されます．ただ，QRS 波の最初が下向き波から始まっているという観点では「Q 波」ですし，しかもこれだけ幅広となると…そう，これも「異常 Q 波」の一つと考えていいんです（病的意義も基本同じ）．問題の V_3 誘導は，V_1〜V_3（V_4）の前壁誘導で陳旧性心筋梗塞の“証拠”として出てくる典型的な波形になります．「QS 型（パターン）」を認識・命名し，心筋梗塞と関連付けてとらえることが大事ですね．

さて，今回は QRS 波形の命名法の基本を扱いました．最後はボクお得意の“脱線”で「Q 波」と心筋梗塞の関係にも言及しました．

心電図の“業界用語”に，少しは慣れましたか？

『ザギンのかわいいチャンネーいる店バミっといたんで，テッペンあたりにシータクでおねがいしやーす！』

おっと，これは本当の“ギョーカイ用語”（笑）．世代がバレてお恥ずかしいですが，中学・高校生の頃，長時間の勉強に疲れたとき，ボクの秘かな楽しみは TV のバラエティ番組を見ることでした．うすピンク色のカーディガンを肩にかけ，怪しいサングラスのプロデューサーが放つ台詞を芸能人がイジる…．ウーン，なんか「昭和」．もう時代は「平成」から「令和」に変わったというのに．それでもまだまだ“オッサン”ではなく“若手”と呼ばれたい Dr. ヒロなのでした(笑)．

Ch.2（後編）では，病気になった心臓でみられる，ギザギザ度の増した複雑な波形の命名法について扱います．乞うご期待！

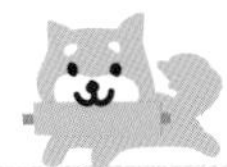

Take-home Message

- QRS 波形の命名では，上向きの R 波を基盤に，下向き波（Q 波，S 波）をどう呼ぶか考える．
- 正常な心電図波形は，すべて「右室パターン」か「左室パターン」のいずれか，またはその亜型である．
- 一部の「Q 波」（異常 Q 波）や「QS 型」は心筋梗塞に関連する重要波形．

参考文献

1）杉山裕章．心電図のみかた，考え方［基礎編］．中外医学社；2013. p.68-74.
2）杉山裕章．心電図のはじめかた．中外医学社；2017. p.71-91.

CHAPTER 2

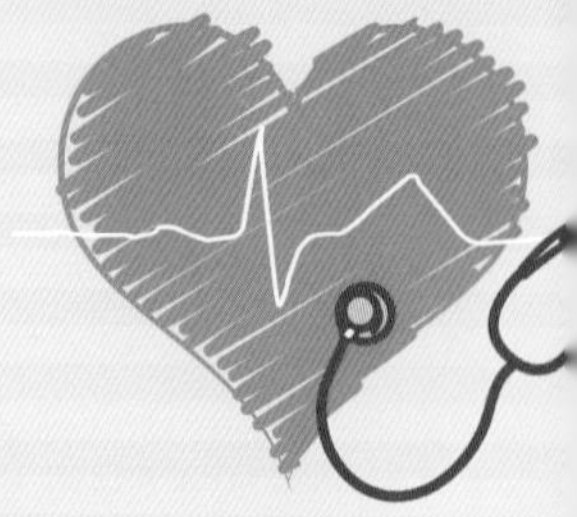

QRS波の命名法〜心電図界のギョーカイ用語，知りたくない?〜（後編）

本章のテーマ

- 「R 波」や「S 波」が複数あるときの命名法がわかりますか？
- 「右脚ブロック」や「左脚ブロック」で特徴的に認められる QRS 波形が頭に浮かびますか？

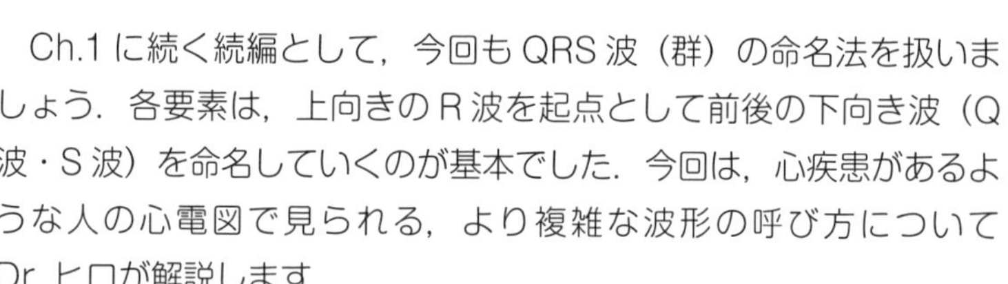

Ch.1 に続く続編として，今回も QRS 波（群）の命名法を扱いましょう．各要素は，上向きの R 波を起点として前後の下向き波（Q 波・S 波）を命名していくのが基本でした．今回は，心疾患があるような人の心電図で見られる，より複雑な波形の呼び方について Dr. ヒロが解説します．

問題

図2-1 の（1）〜（6）の QRS 波はどう呼んだらいいか？
波形の構成要素に注目して「〜型」と答えよ．

JCOPY 498-13702

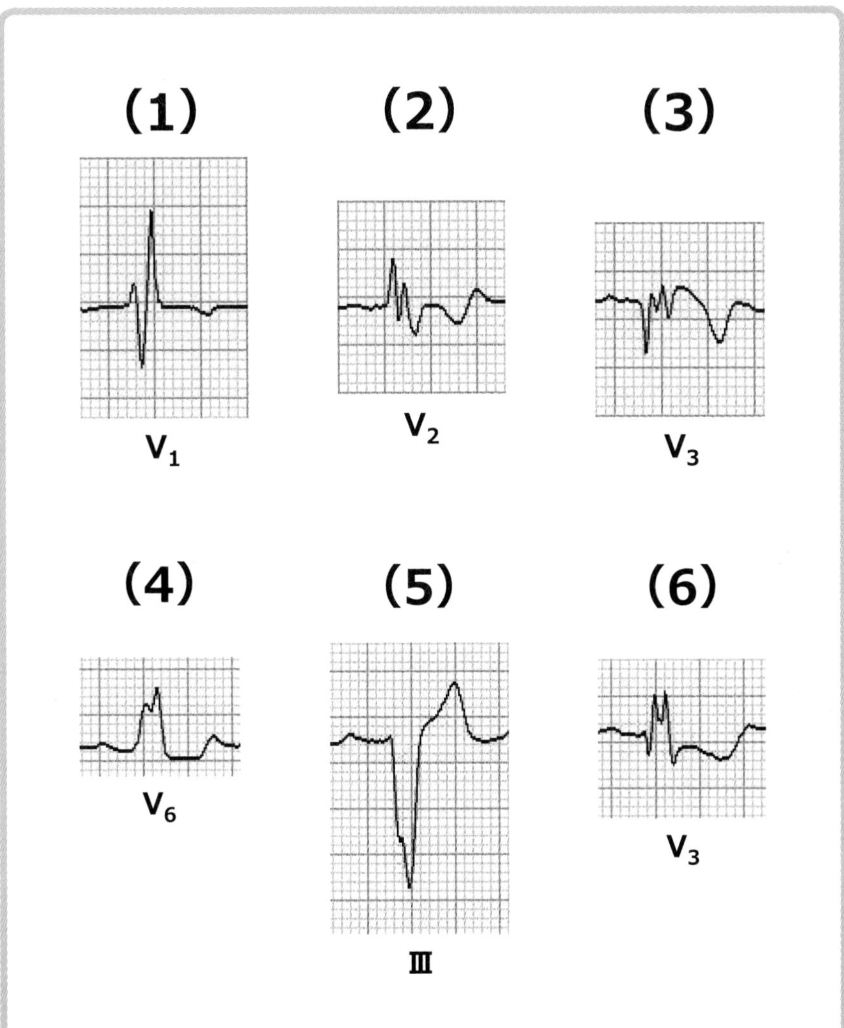

図2-1 各 QRS 波形を表現できますか？

解答

（1）rSR′型，（2）Rsr′S′型，（3）Qrsr′s′型，（4）RR′型，
（5）rSS′型，（6）rsR′R″s′型

解説

今回もQRS波のカタチから「〜型」と名前を与える問題を考えましょう．Ch.1で学んだ基本を覚えていますか？
QRS波は，上向き波が「R波」，下向き波なら「Q波」または「S波」と表現するのが基本でした．各要素が1つずつなら話はカンタンですが，複数あったらどうでしょう？ Q波はあっても1つですが，ほかのR波やS波は2個，3個…となる可能性があります．そのときの対応方法がわかったら，より複雑な波形の命名も可能になりますよ．その約束を知りましょう．

2号や3号をどう呼ぶか？

今回，より複雑なカタチをしたQRS波に名前を付けていきます．

早速（1）からいきましょう．ちなみに最後のほうにある，なだらかな下向き波は陰性T波です．これは無視して，あくまでもQRS波にフォーカスして命名するのでご注意あれ！ まず，見つけるべきは上向きの波形要素「R波」でしたね．…あれっ？ よーく見ると，深掘れの“谷”を挟んで最初に小さな「r波」，そして最後に立派な「R波」と，2つの上向き波がありませんか？

こういうときの呼び方はちゃんと決められており，“心電図業界”では，R波がいくつかある場合，左（手前）から順に「R波」，「R′波」，「R″波」…とダッシュ「′」を付けて表現するんです．“〜1号，〜

JCOPY 498-13702

2号，〜3号”みたいなノリで，2つ目の「R波」なら「アールダッシュ（R'）」，3つ目もあったら「アールダブルダッシュ（R''）」のように呼ぶんです．なんか面白いでしょ．この（1）には「Q波」はなく，間の“谷”が「S波」になるので，**rSR'**型が正解になります．QRS幅も3.5mm（0.14秒［140ms］）と幅広で，これは**完全右脚ブロック**のときにV_1やV_2誘導で見られる典型波形です．

続いて（2）です．これも水平なST部分を介してなだらかな陰性T波に接続していますので，左端から9mmちょっとまでがQRS波です．これも「Q波」はなく，「R波」，「S波」ともに2つあるでしょう？　ST部分につながる下向き波は幅広ですが（スラー），これが2つ目の「S波」です．“2号”にダッシュがつくのは「R波」も「S波」も同じなので，波の高さ・深さも意識して**Rsr'S'**型が正解です．

ここで『2つの「R波」に挟まれた“谷”は，深いのでは？』という人がきっといるはず（若かりしときのボクにもそう見えました）．こういう場合，“海抜0m地帯”，すなわち基線からの“振れ”を下向き波のサイズとして判定するんですって．基線とは…そう，**T-P**ライン（ないし**T-QRS**ライン）です（☞Ch.3）．今回の波形は2心拍なく，T-PあるいはT-QRSラインが適用できないため，通常は同一線上にある「PR部分」（P波の「おわり」〜QRS波の「はじまり」）で代用するとよいでしょう．すると，“谷”の部分は最初の「R波」の頂点からはガクンと落ち込みますが，下向き波としては1.5mm程度の深さとなるため，小文字アルファベットで表記するのです．

では，より複雑な（3）はどうでしょう？　なんかこの波形，見た目にもギザギザでヤバいですよね？　最初は「Q波」．これは幅が広く（1mm以上），局在（誘導）的にもオカシイので「異常Q波」として扱います（☞Ch.1）．ここからは複雑なので，拡大して解説します 図2-2．“地平線”のように基線を意識し，網掛け部分のQRS

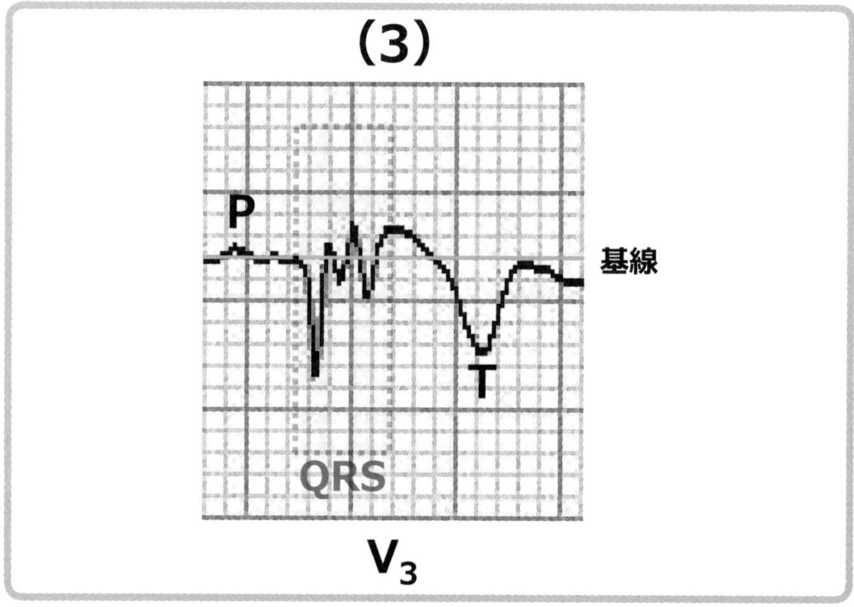

図2-2 QRS 波形（3）を拡大

波に狙いを定めましょう.

すると，基線より上の“地上”にわずかに頭を出した小さい「r 波」が 2 つあるようです．その間に小さな「s 波」（1 つ目)，そして 5 番目，最後の下向き波も“地下”3mm に届かないので「s′ 波」（2 つ目）とすれば良いです．よって，正解は Qrsr′s′ 型．このように，ギザギザ・チックな QRS 波は，高率で病的なことが多く，fragmented QRS（complex）と呼ばれています.

幻の小さい波に惑わされるな

どんどんいきましょう．次の（4）は，これも QRS 幅が幅広（wide）で完全左脚ブロックと診断するときに，V_5 や V_6 誘導，そして“ご近所”の I や aV_L 誘導（まとめて側壁誘導と呼ばれる）で認め

JCOPY 498-13702

られる波形です．恥ずかしながら，若かりし日のDr. ヒロは，ある程度QRS波の命名ができるようになってからも，これが“RsR′型”だと思っていました．ただし，教科書では**RR′型**となっていて，これが正解です．

『あれ？　2つのR波にある，ちーさな下向きの波は…「s波」とは違うの？』

そう思う人いませんか？

でも，これは違うんです．だって，“地下”に掘れてないもの．実は，基線より下向きの振れではないと「S波」と言わないのです．今思うと“常識”ですが，あまり教科書にも書かれてないこともあり，当時のボクがそれに気づくまでしばらく時間がかかりました．だからこそ，Dr. ヒロはここで取り上げるのです！

次の（5）もまったく同じ考え方で大丈夫．1mmにも満たないはじめの「r波」を見逃さず，かつ単純な“rS型”でも，ましてや“rSr′S′型”でもありません（これではかつてのボクと“同じ穴のむじな”になってしまいますよ〜）．正しい答えは**rSS′型**．（4）も（5）も「R波」ないし「S波」が連続する時には，反対向きの小波はカウントせず，間にノッチ（notch）があると表現されます．

では，最後に“卒業問題”の（6）を扱って終わります．P波や陰性のT波に惑わされず，基線を意識しながら波の上下を見定め，ノッチの“罠”にひっかからないようにして…．正解は**rsR′R″s′型**です．うーん，これが正しく言えたのなら，アナタはもうどんなQRS波形を見ても正しく命名できるでしょう．ええ，Dr. ヒロが太鼓判を押しますよ．

QRS fragmentation の臨床的意義

今回扱ったギザギザ波形の場合，**QRS fragmentation** または **fragmented QRS** があるという表現をします．これは心室内における電気伝導の遅延を反映しており，心臓病が起こって“キズ”がついているためと理解するのがスムーズです．もっともシンプルなのは，心筋梗塞などの話です．次の図は，虚血性心疾患において QRS 幅が幅広（wide）なだけでなく，「QRS fragmentation」の有無で生存曲線を比較したものですが，有意差がありますね 図2-3.

そして，心筋症や弁膜症などの非虚血性心疾患でも QRS fragmentation は心電図上の独立した予後不良因子[1]とされています．また，そのほか多くの疾患で死亡・心臓突然死などの予測因子の

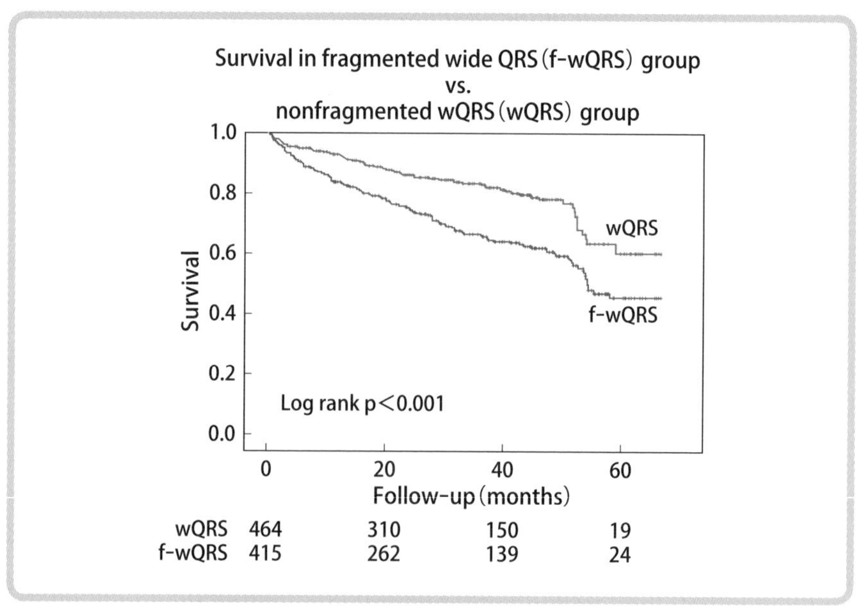

図2-3 Fragmented QRS は生命予後に関連する
(Das K, et al. Circ Arrhythmia Electrophysiol. 2008; 1: 265 を引用)

一つであることも示されています．ただ単に名前が言えるだけではなく，こうやって実臨床での話に還元すると非常に興味深いですよね．

最後に，前編・後編で扱ったQRS波の命名ルールをまとめます．

QRS波の命名法まとめ

1）「上向き」か「下向き」かは基線（T-P/T-QRSライン）を基準とする（基線からの振れが3mm未満を「小さい」の目安とする）．
2）上向き波はすべてR波と呼ぶ．
3）QRS波の「はじまり」が下向き波ならばQ波，それ以外（R波より後）の下向き波はすべてS波と呼ぶ．
4）下向き波だけならQS型（またはQSパターン）と呼ぶ．
5）波の高さ・深さが小さい場合（目安: 3mm未満）には，アルファベットの小文字で，それ以外は大文字で表記する．
6）R波（S波）が2つ以上ある場合，手前から順にR，R′，R″…（S，S′，S″…）とダッシュ（′）を増やして表す．

2回に分けてお送りした「QRS波の命名法」，いかがだったでしょうか．個々の波を正しく認識し，ルールに沿って全体のQRS波形をどう呼ぶかを考える――複雑な波形の名前がビシッとうまく言えたとき，何だかオレ（ワタシ）成長したなぁ…そんなふうに思うのではないでしょうか？

QRS波に命名する…それは“わが子”に名を与える“親”の様子にも似ているなぁ．QRS波一つ一つの“名付け親”になることで波形が愛おしくなり，世界中の皆さんが心電図を好きになってくれたらなぁ…と考えてしまうDr. ヒロなのでした．

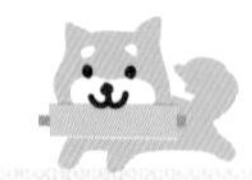

Take-home Message

- Q 波はあっても 1 つだが，R 波や S 波の場合は複数あったら「ダッシュ（′）」を用いて表現する．
- 上向き・下向き波の有無は，基線（T-P［T-QRS］ライン）から上下の振れがあるかで見極めよう．
- 脚ブロック（右脚・左脚）に典型的な QRS 波の名称（型）と形をイメージできるようになろう！

参考文献

1） Jain R, et al. Curr Cardiol Rev. 2014; 10: 277-86.
2） 杉山裕章．心電図のみかた，考え方［基礎編］．中外医学社；2013. p.68-74.

Quiz

※解答は 22 ページ

クイズで問うている問題は，主に本章で扱った内容に関するものです．ただ，それだけで満足せず，常に心電図の発する全情報（“メッセージ”）を漏れなく拾い上げ，その意味するところを患者さんの病態とつけ合わせるクセをつけましょう．

症例 1

84 歳，男性．健康診断での心電図を示す 図 Q2-1．

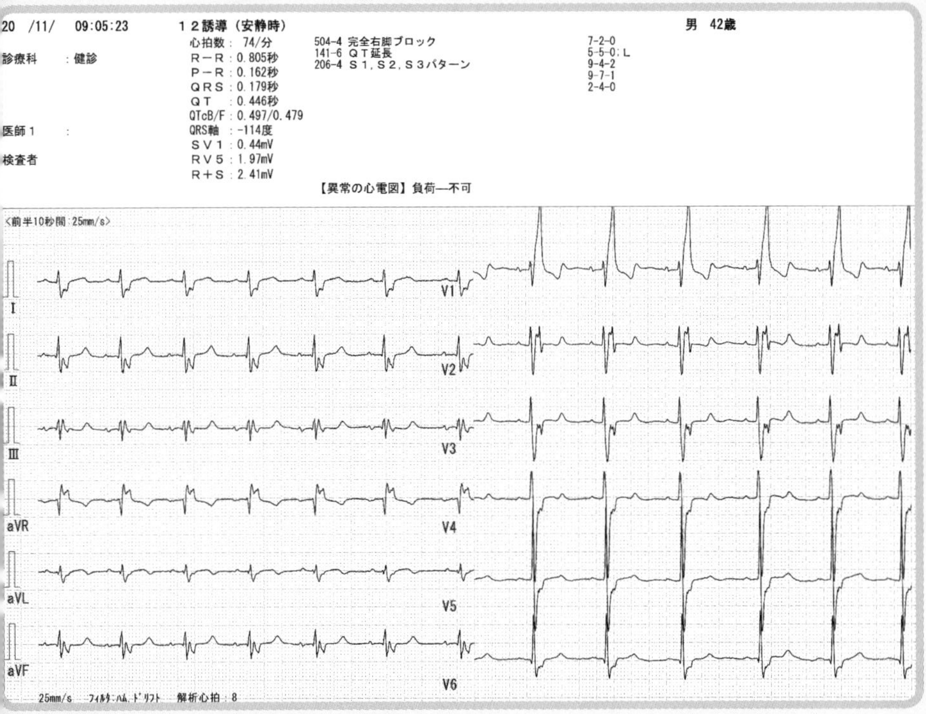

20 /11/ 09:05:23　１２誘導（安静時）　男 42歳

診療科 ：健診
医師１ ：
検査者

心拍数：74/分
R－R：0.805秒
P－R：0.162秒
QRS：0.179秒
QT：0.446秒
QTcB/F：0.497/0.479
QRS軸：-114度
SV1：0.44mV
RV5：1.97mV
R＋S：2.41mV

504-4 完全右脚ブロック
141-6 QT延長
206-4 S1，S2，S3パターン

7-2-0
5-5-0：L
9-4-2
9-7-1
2-4-0

【異常の心電図】負荷―不可

<前半10秒間：25mm/s>

I　II　III　aVR　aVL　aVF　V1　V2　V3　V4　V5　V6

25mm/s　フィルタ：ハム，ドリフト　解析心拍：8

図 Q2-1 心電図（健康診断）

問題 1　心電図 図 Q2-1 の I，aV_R，V_1，V_2，V_6 それぞれの誘導の QRS 波について，「～型」のように波形を記述せよ．

問題 2　心電図 図 Q2-1 の所見として誤っているものを 2 つ選べ．

1）1 度房室ブロック　2）高度の軸偏位　3）左室高電位
4）異常 Q 波　5）完全右脚ブロック

症例 2

76 歳，男性．高血圧，脂質異常症で内服加療中．数カ月前に急性心疾患で入院歴があるが，現在は胸部症状なく安定している．定期外来での心電図を示す 図 Q2-2 ．

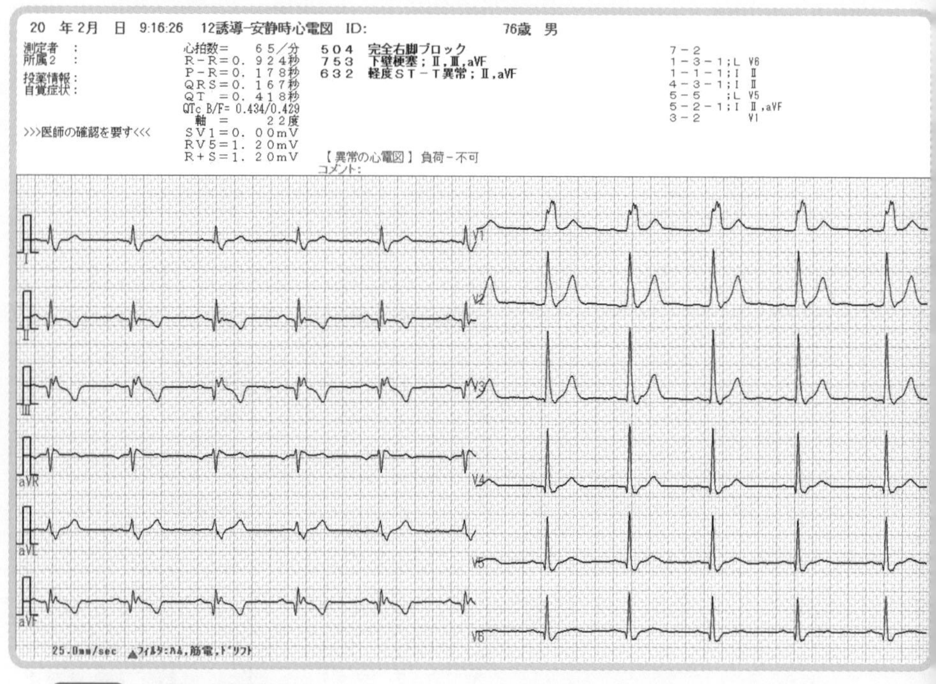

図 Q2-2 心電図（定期外来）

☑ 問題 3　心電図 図 Q2-2 のⅡ，Ⅲ，V_1，V_5 それぞれの誘導の QRS 波について，「〜型」のように波形を記述せよ．

☑ 問題 4　心電図 図 Q2-2 の所見として正しいものを 2 つ選べ．

1）左室肥大　　2）右軸偏位　　3）完全右脚ブロック
4）異常 Q 波　　5）低電位

症例 3

84 歳，女性．白内障手術が予定されている．術前精査として施行された心電図を示す 図 Q2-3 ．

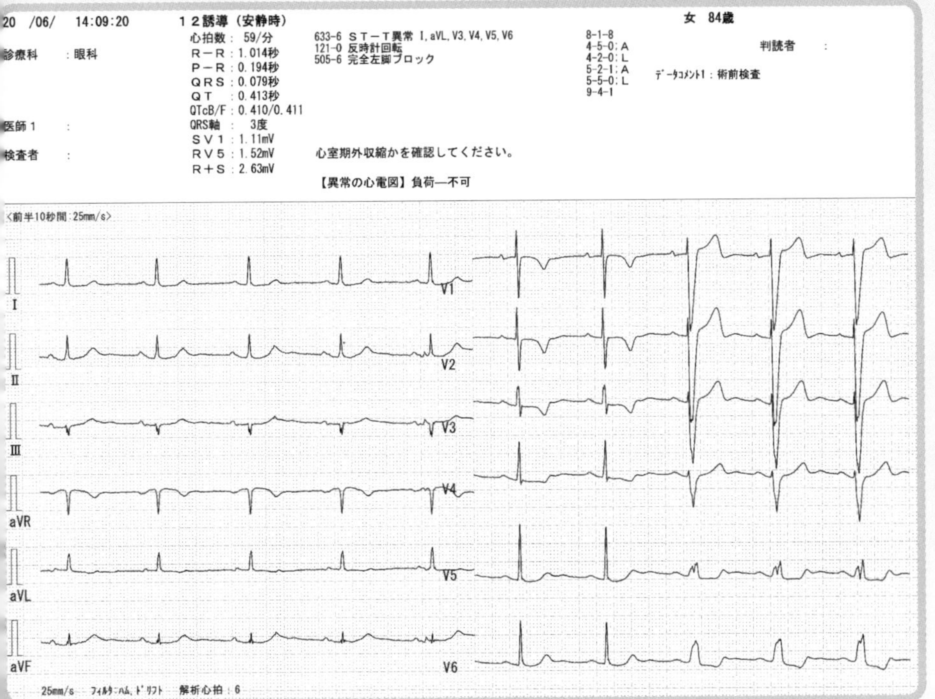

図 Q2-3 心電図（術前外来）

問題 5 **心電図 図 Q2-3 の胸部誘導の 3〜5 拍目について，V_1，V_6 誘導の QRS 波形を「〜型」のように波形を記述せよ．**

問題 6 **心電計の診断補助が「心室期外収縮かを確認して下さい」となっている．これは正しいか？**

解答と解説

症例 1

問題 1　I 誘導: rSS′ 型, aV_R 誘導: rSR′R″ 型, V_1 誘導: rSR′ 型, V_2 誘導: RSR′R″ 型, V_6 誘導: qRSs′ 型,

Ch.1, 2 で扱った QRS 波の命名法の基本ルールの確認問題である. 基本成分である「Q 波」, 「R 波」, 「S 波」の呼び分けに加えて, 高さ・深さが小さい場合, R 波・S 波が複数ある場合などの対応を確認しておきたい.

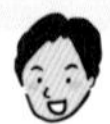
Dr. ヒロ's アドバイス

複雑な波形をうまく表現できたときの喜びは, 心電図学習を楽しく続ける大きなパワーになると信じている.

問題 2　2), 4)

問題 1 でも取り上げた V_1, V_6（I も類似）誘導の波形から「完全右脚ブロック」と診断できる. QRS 波の「向き」は I, aV_F（または II）誘導ともに下向きで, 「高度の軸偏位」（または北西軸）に該当する. また, 完全右脚ブロックでは V_5, V_6 誘導などの QRS 波高が小さくなるが, 本例ではそれでも「左室高電位」の基準を満たしている. すでに受診中, ないし精査歴がないのなら, 専門医受診を薦めるべき心電図である.

■系統的判読*■ 図 Q2-1

R-R 間隔: 整, 心拍数 78/分（検脈法: 10 秒間）, イチニエフの法則: YES／（P 波形）正常／（異常 Q 波）なし／（QRS 波）向き: 高度の軸偏位, 高さ: 左室高電位, 幅: 広い（完全右脚ブロック）／（ST 偏位）ST 上昇: なし, ST 低下: なし／（T 波）陰性 T: aV_L・V_1（・V_2）／PR（Q）間隔: 正常, QT 間隔: 延長（cQT 時間 480ms）, その他: 特記事項なし.

■心電図診断■

・洞調律（78/分）

・高度の軸偏位（北西軸）

・完全右脚ブロック

* 「系統的判読」の方法は, 「Season 1」または本書 p.xii「Dr. ヒロ流！心電図判読メソッド」を参照下さい.

JCOPY 498-13702

・左室高電位
・QT 延長（軽度）

症例 2

問題 3　Ⅱ誘導：QRs 型（または qRs 型），Ⅲ誘導：Qrr′ 型，V_1 誘導：RR′R″ 型，V_5 誘導：qRs 型

ここでも QRS 波の命名ルールを問うている．次問で扱うようにⅡ，Ⅲ，aV_F の初期陰性波は深さは 2〜3mm であり，表現上は「q 波」としても問題はない（波形自体の病的意義は「異常 Q 波」であるが）．V_1 誘導に関してはノッチ（notch）が 2 つあるような波形となっており，3 つの R 波が連なっていると考えればよい．

問題 4　3)，4)

QRS 幅が広く，やや特殊な形状だが，V_1 誘導は「RR′ 型」のいわゆる "M 字パターン" に類似し，側壁誘導（Ⅰ，aV_L，V_5，V_6）で幅広（スラー［slur］）S 波があり，本例も「完全右脚ブロック」である．
「数カ月前の急性心疾患」とは左室下壁の **ST 上昇型急性心筋梗塞**（いわゆる STEMI［ST-elevation myocardial infarction］）であったと予想され，その "刻印" が心電図に深く刻まれていることにも注目したい．

■系統的判読■ 図 Q2-2

R-R 間隔：整，心拍数 66/分（検脈法：10 秒間），イチニエフの法則：YES／（P 波形）正常／（異常 Q 波）Ⅱ・Ⅲ・aV_F／（QRS 波）向き：正常，高さ：正常，幅：広い（完全右脚ブロック）／（ST 偏位）ST 上昇：なし，ST 低下：なし／（T 波）陰性 T：Ⅱ・Ⅲ・aV_F／PR（Q）間隔：正常，QT 間隔：正常，その他：特記事項なし．

■心電図診断■

・洞調律（66/分）
・完全右脚ブロック
・異常 Q 波・陰性 T 波（Ⅱ・Ⅲ・aV_F）→陳旧性下壁梗塞（疑い）

症例 3

問題 5　V_1 誘導：rS 型，V_6 誘導：RR′ 型

1 問目は胸部誘導の後半 3 拍の幅の広い QRS 波形をどう表現するかを問うている．V_1 誘導はシンプルに「rS 型」，V_6 誘導は本文でも述べたように “RsR′ 型” ではなく，「RR′ 型」と表現すべきである．

問題 6　正しくない（間欠性左脚ブロック）

まず，前問の V_1 および V6 誘導の QRS 波形，“人相” ならぬ “波相” を見て「左脚ブロック」であることを認識したい．正常 QRS 波 2 拍に続いて突然幅広い（wide）QRS 波が出現しており，心電計は「心室期外収縮」（PVC）を疑っている．しかし，出現タイミングは洞収縮の R-R 間隔（洞周期）と比較して先行しておらず，また，3 拍ともに P 波が先行し，一定の PR 間隔に続く QRS 波である点も PVC であることに矛盾する（☞ Ch.7）．
このような場合，一時的に脚ブロックが生じたと考え，「間欠性」（または一過性）という “枕詞” を冠する．つまり，心電図 図 Q2-3 は間欠性（完全）左脚ブロックである．

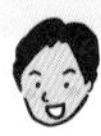

Dr. ヒロ's アドバイス

間欠性脚ブロックの多くは心拍数上昇に伴って生じることが多いが（頻脈依存性脚ブロック），本症例では速拍化は明らかではない．左脚ブロックの場合，めまい・ふらつき・失神といった症状や心不全の有無，背景心疾患の検索が必要なケースも多い．

CHAPTER 3

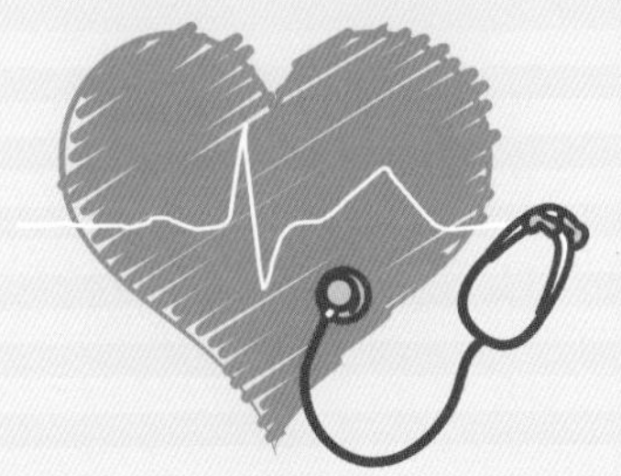

"若さ"って心電図に表れる?

本章のテーマ

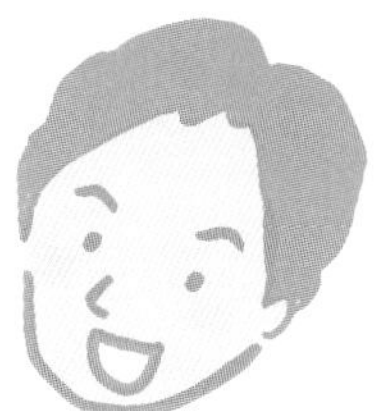

- ST 偏位をチェックする際に基準となる線と計測点が正しく言えますか？
- 若年～中年の男性を中心に正常亜型として右前胸部誘導の ST 上昇が見られることを知っていますか？

本来は，基線にほぼ一致した水平な波形の ST 部分ですが，虚血性心疾患をはじめ，さまざまな病態で偏位をきたし，ときには健常者でも変化が見られます．この ST 部分の基本的な見かたから，正常亜型（normal variant）と見なせる ST 偏位まで，Dr. ヒロが解説します．

25 歳，男性．雇入時の健康診断のため来院．特別な既往歴や自他覚所見はなし．

心電図を以下に示す 図 3-1 ．

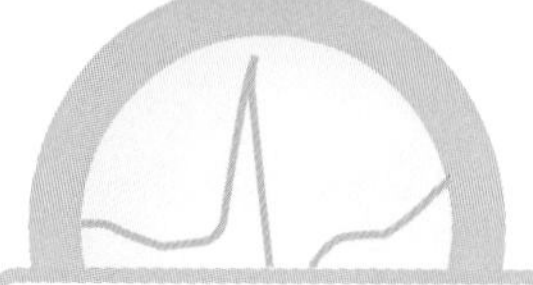

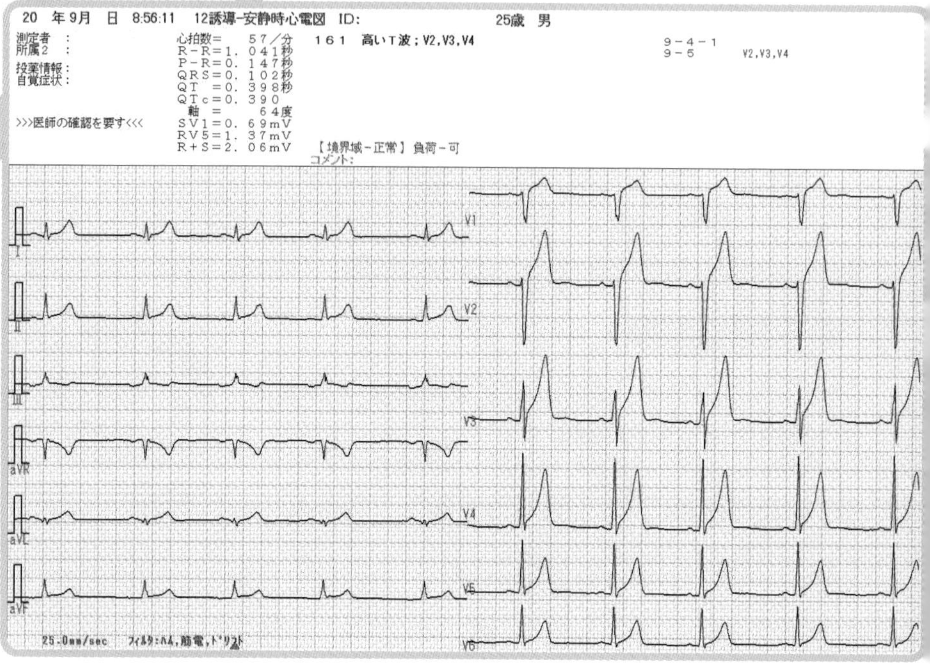

20　年9月　日　8:56:11　12誘導-安静時心電図　ID:　25歳　男

測定者　:
所属2　:
投薬情報:
自覚症状:

>>>医師の確認を要す<<<

心拍数=　57/分
R-R=1.041秒
P-R=0.147秒
QRS=0.102秒
QT　=0.398秒
QTc=0.390
軸　=　64度
SV1=0.69mV
RV5=1.37mV
R+S=2.06mV

161　高いT波；V2,V3,V4

9-4-1
9-5　V2,V3,V4

【境界域-正常】負荷-可
コメント:

I
II
III
aVR
aVL
aVF
V1
V2
V3
V4
V5
V6

25.0mm/sec　フィルタ:ハム,筋電,ドリフト

図 3-1 心電図（健康診断）

問題 1

ST 偏位の有無を確認する際，どこを計測するか？
また，基準はどこか？

解答 1

[計測点] J 点: QRS 波の「おわり」(終末部)
[基準線] T-P ライン（または T-QRS ライン，Q-Q ラインでも可）

今回はST部分にフォーカスを当てます．スパイク状のQRS波となだらかなT波の"架け橋"に相当するST部分に関して，多くの皆さんが虚血性心疾患との関係を頭に思い浮かべるでしょう．

ST部分と計測の基本

"上がり"も"下がり"も問題となるST偏位ですが，ST変化のイロハの"イ"を理解しておきましょう 図3-2．

この図は，ST部分の「高さ」や「低さ」をどう測るかを示しています．基準はT-Pラインです．これはT波の「おわり」と次心拍のP波の「はじまり」を結ぶ線で，基線とも呼ばれます．普通はフラッ

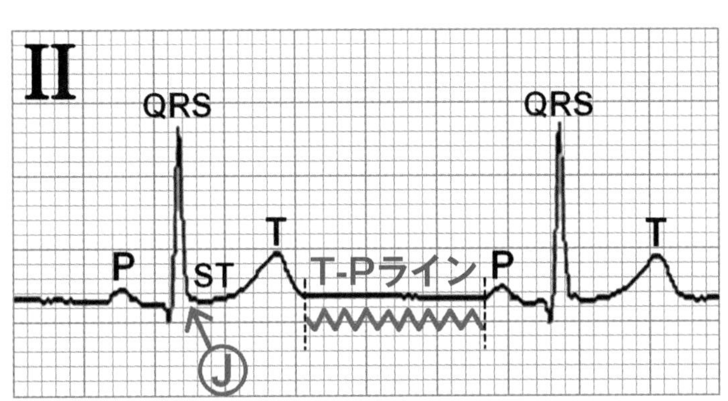

【基準】T-Pライン*（T波「おわり」とP波「はじまり」を結ぶ）
【計測】J点（QRS波「おわり」）
＊：T-QRSラインまたはQ-Qラインとされる場合もある

図3-2 STレベルの計測法
（杉山裕章．心電図のはじめかた．中外医学社；2017. p.155を改変）

ト，横一文字で，心電図の世界における“海抜 0m 地点”と考えて下さい．この基線から，QRS 波の「おわり」の部分の「高さ」「低さ」を調べます．QRS 波の「おわり」は **J 点**[*1] と呼ばれています．

このJ点が基線から1mm 以上ズレている場合，それは「ST 偏位」です．上がっていたら **ST 上昇**，下がっていたら **ST 低下**というのが基本です．

このJ点の「高さ」「低さ」を示す英語表記は“ST amplitude”ですが，これに対応する適切な日本語がないように思います（早く決まるといいな…）．時々 **ST レベル**という表現がなされるので，ボクもおおむねコレを使用しています．

ちなみに，J点はともかく，

『P 波がなかったり，T 波と P 波の並び順がおかしい不整脈での基準はどうなの？』

という方，いませんか？　ナイスですねぇ，その質問．実に鋭い！そういう状況もあるので，**T-P ライン**ではなく，P 波の代わりに直後の QRS 波の「はじまり」を結ぶ **T-QRS ライン**という，より一般的な言い方もあります．これなら P 波がなくても，通常とは異なる場所にあっても大丈夫．このほか **Q-Q ライン**という表現も見たことがありますね．これは T 波をすっ飛ばして，連続する QRS 波の「はじまり」同士を結びます．ST 偏位のチェックとして，QRS 波の「はじまり」を基準に比べる作法はここに由来するのでしょう．

多くの例では基線は「T-P」でも「T-QRS」でも「Q-Q」でも変わりませんが，いろいろな要素で変動があるため，当該 QRS 波の「はじまり」をベースラインとするやり方がひとまずシンプルで良いと思

[*1] QRS 波の「おわり」で，ST 部分の「はじまり」にもなる．“Junction”または“Joint”の「J」で，“つなぎ目”みたいな意味．

います．なんだか「はじまり」とか「おわり」がややこしいですが，定義ですので，典型例を頭に思い浮かべて理解しておきましょう．

問題 2

心電図 図3-1 の ST 部分は正常か議論せよ．

解答 2

「ST 上昇」あり（V_1〜$V_{4[5]}$ 誘導）

解説 2

ST 部分は，ボクの「系統的判読法」における語呂合わせ（☞ p.xii, [Season 1] Ch.1）では，“スタ（ート）” の部分でチェックします．Dr. ヒロは，目を “ジグザグ運動” させて ST 偏位の有無を確認しているんです．その様子を別症例の心電図で示しましょう 図3-3．

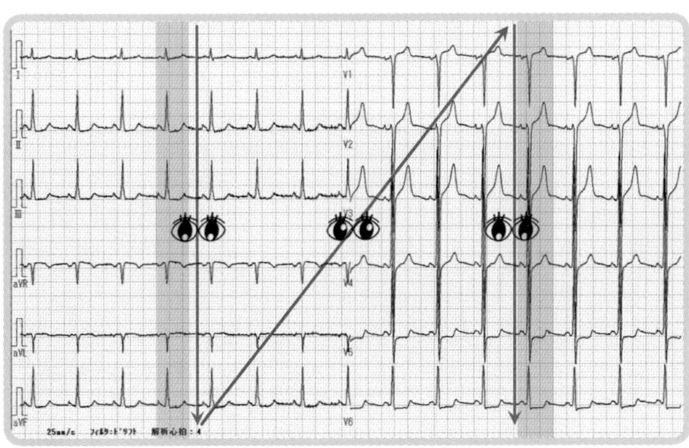

図3-3 “ジグザグ運動” で ST チェック！（別症例）
（杉山裕章．心電図のはじめかた．中外医学社；2017．p.152 を引用）

左手前の基線（T-P ライン）ないし QRS 波の「はじまり」（つけね）をにらみながら，肢誘導の J 点を上から下へ，続いて胸部誘導も順にチェックします（赤い網掛けの部分に着目！）．「上昇」も「低下」も漏れなく「ST 偏位」として指摘するクセをつけるのです（この場合，Ⅱ，Ⅲ，aV_F，V_4〜V_6 誘導で「ST 低下」，V_1〜V_3 誘導で「ST 上昇」があるように見えます）．

“若さ”の象徴的 ST 上昇

今回の若年男性の健診心電図 図3-1 も同じく目の “ジグザグ運動” でチェックしてみると，V_1〜V_4 誘導あたりでとても「ST 上昇」しているように見えませんか？　次に 図3-1 の V_1〜V_3 誘導までを抜き出してみました 図3-4 ．

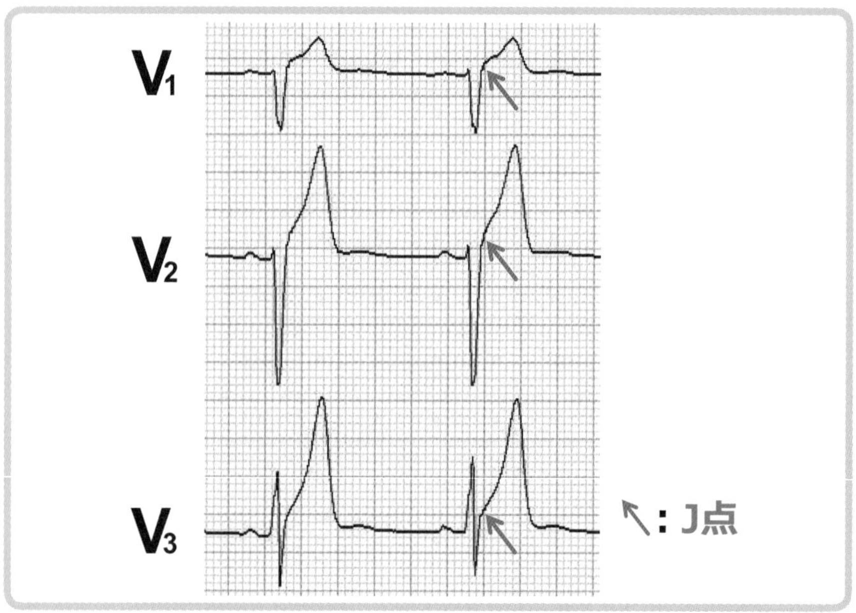

図3-4 V_1〜V_3 誘導を抜粋

JCOPY 498-13702

V_1誘導でも2mm，V_2・V_3誘導にいたっては，実に2.5〜3mmくらいJ点が基線より高位にありますよね？　自動診断では“無視”されていますが，Dr.ヒロ的には，これは指摘すべき所見と考えます．一般的に心電図で「ST上昇」をきたす病態として，「心筋梗塞」や「心膜炎」などが知られています．ただ，さすがに健診で，なーんの自覚症状もない人で想定すべき疾患ではないように思いますよね（まれにそういうケースもいますが）．

では，どう考えるべきでしょうか？　実は，右前胸部誘導（V_1〜V_3）では，若年男性のJ点は基線より1mm以上高位に位置するほうが自然なのです．これは耳にしたことがある人も少なくないでしょう．

次に，男性における年齢ごとのSTレベルを示した 図3-5 を見てください．縦軸が見慣れない数値になっていますが，100=0.1mV．

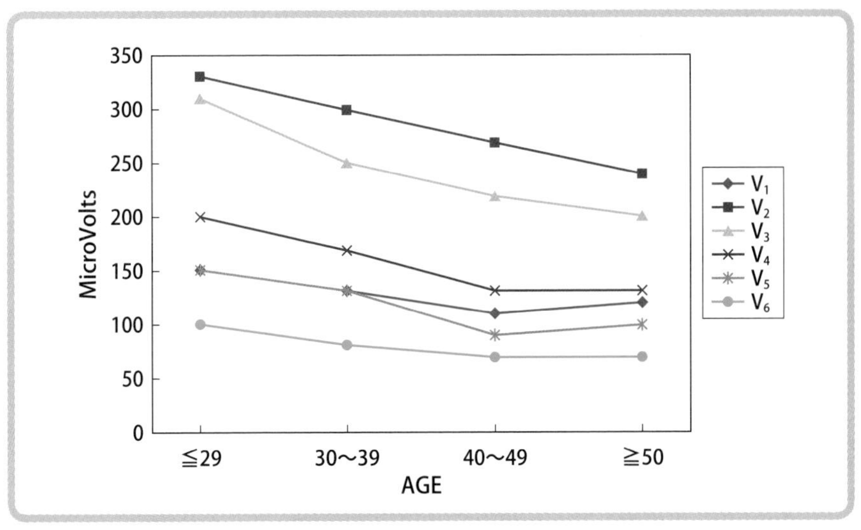

図3-5 健常男性のSTレベル（Glasgowデータベース）
(Peter L. M, Kerkhof, et al: Sex-specific analysis of cardiovascular function. Springer; 2018. p.102を引用)

つまり，心電図用紙の「1mm」に該当します．

このグラフより，健常な若年男性では，V_1〜V_4誘導では，“J点・1mm以上”の「ST上昇」があるのが普通で，とくにV_2・V_3誘導で顕著である（2.5〜3mm上昇）ことがわかります．

心筋梗塞（STEMI）でも年齢と性別は大事

これに関係し，「ST上昇」で臨床的に最も重要な病態としては心筋梗塞でしょう．2018年に改訂された『心筋梗塞の定義（第4版）』[1)]においても，V_2・V_3誘導だけ“特別視”されており，以下を超えるものを有意なST上昇と見なす*2と明記されています．

［男性］40歳未満：2.5mm　40歳以上：2.0mm
［女性］年齢を問わず1.5mm
※上記はカットオフ値

「V_2・V_3誘導」に“兄さん”，「2.5mm」には“ニッコリ”の意味を込めてボクは“ニッコリ兄さんは特別”と覚えています．そして“女性はイチゴ”です．部位的には，前壁（中隔）のST上昇型急性心筋梗塞（STEMI）を診断するときに問題となる事項です．もちろん，急性冠症候群（ACS），STEMIの診断の場合は，心電図だけで安易に否定せず，過去心電図との比較や胸部症状，心筋バイオマーカー（心筋トロポニンなど）や心エコーなど，ほかの所見も総合して考えて下さいね．

この男性の場合，“ニッコリ兄さん”の厳しめ基準でも引っかかるわけですから，V_1〜V_4，エイッ，もう一声でV_5誘導までの「ST上昇」は所見として指摘したほうがよいでしょう（V_6誘導も軽度上昇

*2「左室肥大」と「脚ブロック」は除く．

かも）．ただ，若年で何の症状もなく，V_2～V_4 誘導のツンッととがったT波と一緒に見られる「ST上昇」の大半は**正常亜型**と考えられる非特異的ST変化であり，病的意義も少ないことが多いです．ST部分がピーンとT波に"引っ張られて"上昇した心電図を眺めると，『若いなぁ～』と愚痴にも似て叫んでしまいます（笑）．ただし，何度も繰り返しますが，皆さんには，"異常"と感じたらとにかく所見として"指摘"して，正常か異常かというその"意義"は後から議論するというスタンスをとって欲しいと思います．そうすればホンモノ（STEMI）を見逃すこともないでしょう．

今回は，猛々しい"若さ"をそのまま波形にしたような，若年男性のST上昇について扱いました．基本的な確認法とともに，よく復習しておきましょう．少々歳をとり，日々の疲れもたまった自分のSTレベルは今どんなもんだろう…と，つい考えてしまうDr. ヒロなのでした．

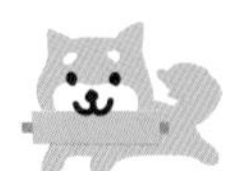

Take-home Message

- **計測点（J点）と基準線（T-P/T-QRS/Q-Qライン）を意識して漏れなくST偏位（上昇・低下）を指摘しよう．**
- **中年までの男性で多くみられる"猛々しい"ST上昇（とくにV_2・V_3誘導）は正常亜型なことが多い．**
- **非特異的ST上昇と思って安易にSTEMI（前壁）の可能性を除外するなかれ！**

参考文献

1）Thygesen K, et al. Circulation. 2018; 138: e618-51.

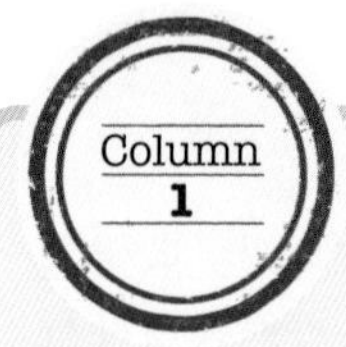

目指せ心電図 YouTuber

動画サイト YouTube に動画をアップロードして，その広告収入を生活資金にする YouTuber と呼ばれる人がいます．わが国で美徳とされてきた堅実・終身雇用・年功序列の“真逆”を行くもので，良し悪しをコメントする立場にはありませんが，日々おびただしい情報が飛び交い，多様性・個人・自由が尊重される社会では，むしろ自然な流れかもしれません．

“〜系”と言われるように，YouTube には実にさまざまなジャンル，テーマの動画があります．ある日の休日の夜，ビールを飲みながら，なぜだか，

「医師の活動って YouTuber みたいなもんだな」
と考えた日がありました．当然，医師は患者さんの個人情報を扱う職業ですので，実際に動画としてアップはしませんよ，悪しからず．仕事の他にも副業やプライベートなど活動は実にさまざまで，自由度が比較的高いところが YouTuber と似ていると思ったのです．

もちろん基本は“診療系”ー個々の専門に応じて患者さんの病気と向き合います．大学や医療機関ですと，“実験系”で基礎研究でひたすら論文を仕上げるのを目指す人がいます．臨床研究もあるわけで，“診療系”の延長としての仮説検証や，“エビデンス系”として大規模な臨床試験をハンドルする医師もいます．総合診療や医学教育などを中心として，若い医師を育てる“教育系”の仕事もありますね．

製薬会社やメーカーから提供される新しい薬剤や器材を用いて“やってみた系”として学会などで発表することに熱心な人もいます．学会・研究会で依頼される“講演系”や“コメンテーター系”，さらには自身は話さずとも“座長系”として活躍する人もいましょうか．これらは昨今ますます規制が厳しくなり，“クリーンな関係”として接する姿勢が社会からも求められていますが．

臨床現場を少し離れ，健康系のテレビ・新聞・雑誌などに登場する“メディア系”や，株・不動産などの“副業系”で医業よりもたくさん稼ぐ人もいる…らしいですね．

そして，「ふと自分とは何者か？」と思いをはせます．
特定の組織で誰かの指示の下でなく，すべて自身でプロデュースし，世間に情報発信する活動はボクの十八番の一つですが…多くは「心電図」に関してなので，“心電図系 YouTuber”というのは変でしょうか？　前述の“教育系”と“メディア系”の間くらいかなぁと結論しましたが，そろそろ他の“〜系”にもチャレンジしたいなぁ…と漠然と思った Dr. ヒロなのでした（笑）．

JCOPY 498-13702

CHAPTER 4

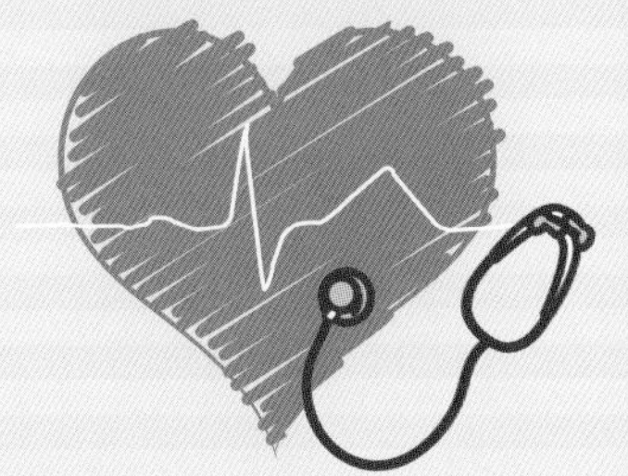

アナタの心電図は“男女”どっち?

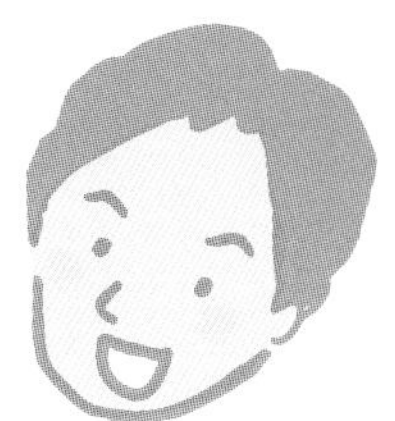

本章のテーマ

- 前壁誘導（V_1～V_4）における ST 部分の波形に男女差があることを知っていますか？
- 年齢・性別ごとの ST 上昇型急性心筋梗塞（STEMI）の診断基準を正しく言えますか？
- 加齢に伴う男性の「ST 型」の経時的変化を説明できますか？

皆さんは心電図に「性差」があるのをご存知ですか？　男性と女性では，波形にいくつかの違いがあるのです．今回は，それを見極めるために，ST 部分の“男女差”について Dr. ヒロが解説します．

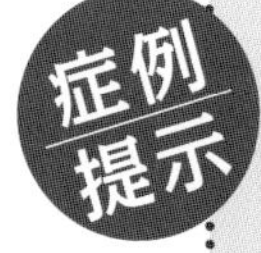

81 歳，男性．糖尿病，高血圧，睡眠時無呼吸症候群（CPAP 治療中）で通院中．以前から徐脈を指摘されており，不定期にめまいを認める．

以下に定期外来での心電図を示す 図 4-1 ．

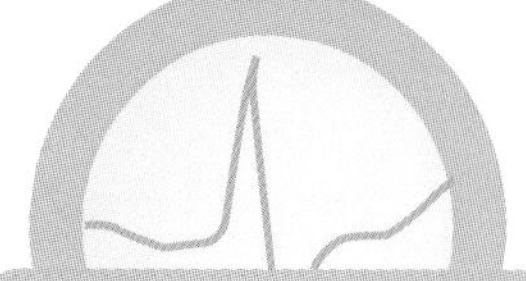

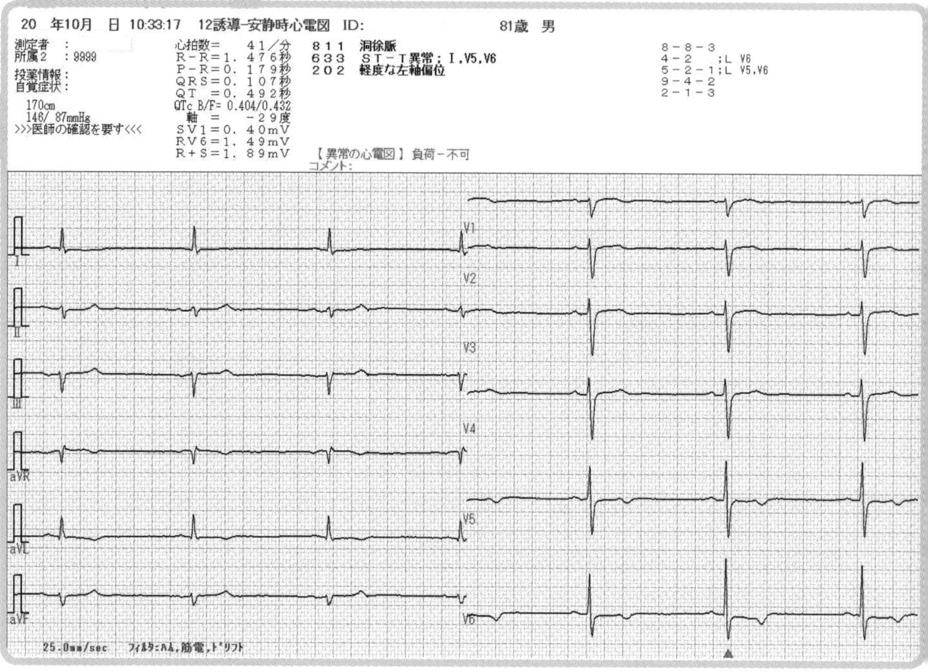

20　年10月　日 10:33:17　12誘導-安静時心電図　ID:　　　　81歳　男

測定者　:
所属2　: 9999
投薬情報:
自覚症状:
170cm
146/ 87mmHg
>>>医師の確認を要す<<<

心拍数=　41／分
R－R=1．476秒
P－R=0．179秒
QRS=0．107秒
QT　=0．492秒
QTc B/F= 0.404/0.432
軸　=　－29度
SV1=0．40mV
RV6=1．49mV
R+S=1．89mV

811　洞徐脈
633　ST－T異常；I,V5,V6
202　軽度な左軸偏位

8－8－3
4－2　　;L V6
5－2－1;L V5,V6
9－4－2
2－1－3

【異常の心電図】負荷－不可
コメント:

I　II　III　aVR　aVL　aVF　V1　V2　V3　V4　V5　V6

25.0mm/sec　フィルタ:ハム,筋電,ドリフト

図 4-1 心電図（定期外来）

問題 1

心電図 図 4-1 の所見として誤っているものはどれか．

1）洞（性）徐脈　　2）時計回転
3）ST 低下　　4）右軸偏位
5）陰性 T 波

解答 1

4）

解説

いつ・どんなときであっても系統的な判読が大事です（☞ p.xii，［Season 1］Ch.1）．

1) ○：“レーサー（R3）・チェック”をしましょう．R-R 間隔は整，心拍数は 42/分（検脈法：10 秒）です．遅くても P 波はコンスタントで，向きも“イチニエフの法則”を満たします．「めまい」は徐脈に関連した症状かもしれず（洞不全症候群），精査対象となる可能性があります．
2) ○：「回転」は移行帯の異常です．胸部誘導の上から R 波（上向き）と S 波（下向き）のバランスを見ていきます．「R>S」となるのが V_5 と V_6 誘導の間であり（V_5 誘導でまだ R<S），「時計回転」の診断で OK です．
3) ○：ST 偏位は，J 点に着目して，基線（T-P/T-QRS/Q-Q ライン）からのズレを見るのでした（☞ Ch.3）．V_5，V_6 誘導で「ST 低下」があります（水平型）．
4) ×：Ⅰ誘導：上向き，aV_F（またはⅡ）誘導：下向きは「左軸偏位」でしたね（☞［Season 1］Ch.8）．具体的な数値は，“トントン法 Neo”を利用すると「−40°」です（トントン・ポイントは$-aV_R$とⅡの間でⅡ寄りです）．
5) ○：T 波の「向き」を“スタート”の“ト”でチェックします．aV_R 誘導以外は上向きなのが基本です．全体をくまなく見渡して，aV_L，V_5，V_6 誘導で「陰性 T 波」を指摘して下さい．

問題を続けましょう．次が今回の本題，男女に特徴的な ST 部分の“型”に関する問いです．

この高齢男性の ST 部分は男性型か，女性型か述べよ．

女性型

「ST 部分」には，明確な性差が存在します．つまり男女で心電図の波形が異なるわけです．ただし，生物学的な“男・女”と100%完全には一致しません．前章（Ch.3）で扱った若年男性の心電図は「男性型」の典型で，V_1～V_4 誘導の“猛々しい”「ST 上昇」が特徴です（この所見は女性では珍しい）．ただ，加齢と共にその割合は低下傾向を示し，男性も高齢になると「女性型」を示すこともまれではありません．この ST 部分の性差について理解しておきましょう．

ST 部分の男女差と判定法

皆さんは，心電図波形に性差があるって知っていましたか？ 実際，男性か女性かまで意識して心電図を読んでいる方は，あまり多くないのではと推察します．しかし，純然たる“違い”があることが古くから知られており，とりわけ ST 部分に現れやすいとされます[1)]．

はじめに言っておくと，今回の話もあくまでも“雑談”です．細部まで逐一暗記しようとせず，『ふーん，そうなのかぁ』程度に思ってもらえば大丈夫．

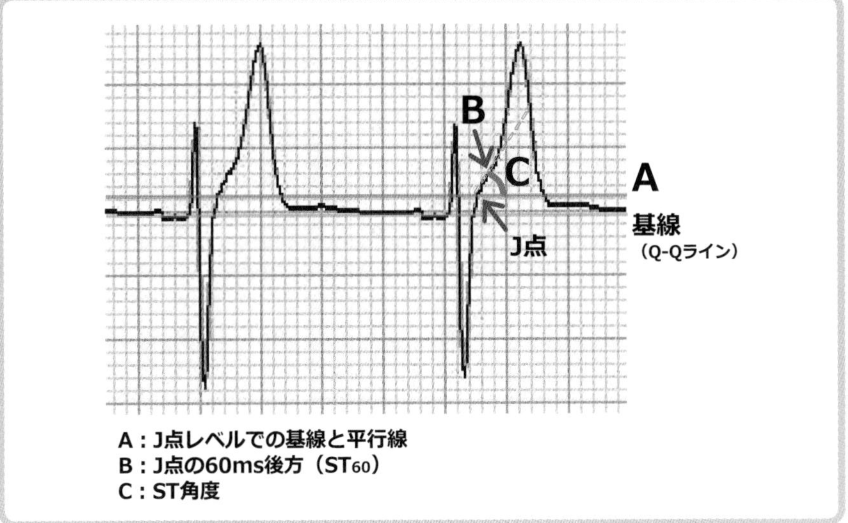

図4-2 J点とST角度の関係

注目するのは前壁誘導（V_1～V_4）のJ点とST角度（ST angle）の2点.「J点」はQRS波の「おわり」で，いわゆる"変曲点"でした（☞ Ch.3）. もう一つの「ST角度」という名前は聞き慣れないかもしれないので，図4-2で説明しましょう.

男女別のST部分の差を3つに分類したSurawicz先生によると，まずJ点を認識し，そこを通り基線に平行な線Aを引きます．次に，J点と点B（J点から60ms［1.5mm］先のST部分で"ST_{60}"と称される）を結ぶ線が線Aとなす角度（図中のC）をST角度とします．ST部分の"傾斜度"とイメージしてもらえばよいでしょう.

では，J点レベルとST角度の2つを用いてST部分を，①女性型（F型），②男性型（M型），③不定型（I型）の3つに分類する方法[2)]を紹介します 図4-3.

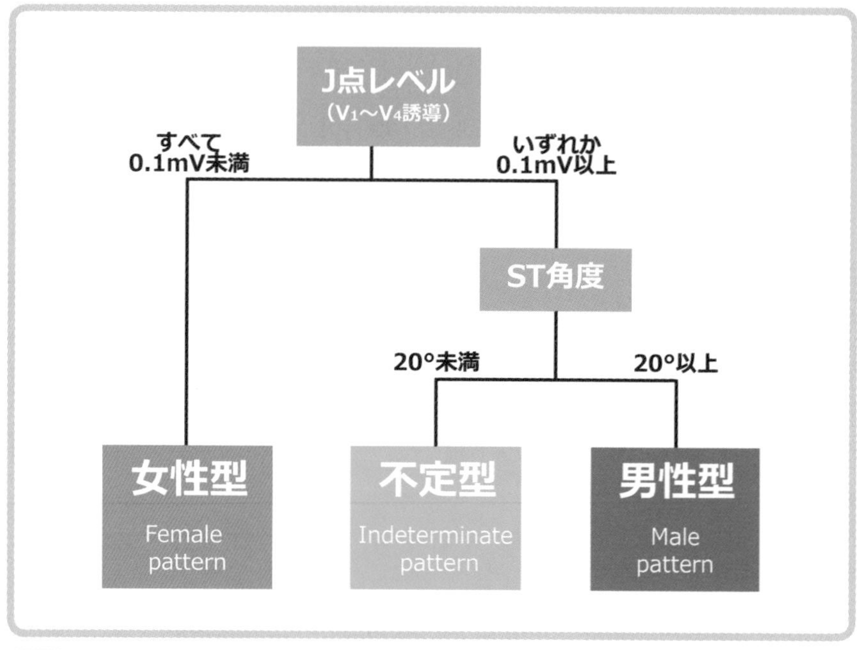

図4-3 J点とST角度によるST型の分類

まずは V_1〜V_4 誘導でJ点レベルが最高となる誘導に注目します.

V_1〜V_4 誘導のいずれでもJ点が「0.1mV」，つまり，基線からの上昇が1mm未満なのが**女性型**（F型）（ST角度は不問）です．今回の心電図 図4-1 も，これに相当します．いいですか.「81歳男性」でも心電図は「女性型」ね．残る2つでは，4誘導のどこかで1mm以上のST上昇（J点）があるわけですが，今度はST角度も見渡してみて下さい．角度が一番キツい（最大となる）誘導で，その角度が20°以上だったら**男性型**（M型），それ未満なら**不定型**（I型）とします．具体的な数値は忘れてかまいませんが，若年男性ほど角度が急峻，つまり「M型」となる傾向なんです．経験則ですが，ST角度はおおむねT波高が一番大きなところで最大となることが多いため，ざっと見てJ点が1mm以上であれば，T波が最も高くツンと立った誘導を使って ST 角度を調べるスタンスでだいたいは OK だと思います.

『そんなこと言われても，どれを選ぶか悩むよなぁ～』というアナタ！…ならエイヤッと V_2 誘導の "一択" で J 点レベルと ST 角度を調べる感じでも大丈夫ですよ.

前回学んだように，多くのケースで J 点（ST）レベルは V_2 誘導で最大となりますから（☞ Ch.3）.

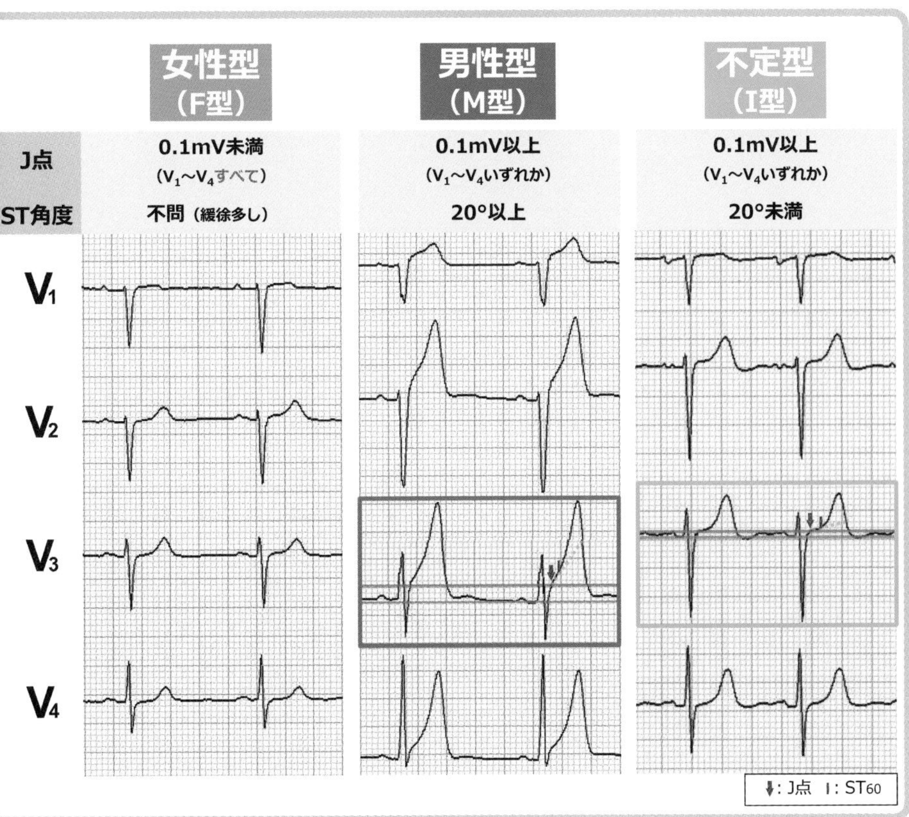

図 4-4 Surawicz らによる ST 型 3 区分の例

あ，そんなに難しく考えなくていいですよ．性別によってST部分に差があって，こうやって見るんだと知ってもらえたらボク的には十分．あくまでも厳格な心電図診断というよりは，“趣味”の世界みたいなものなので，あまり数値にがんじがらめにならずに楽しみましょう！

この分類法のルールさえわかったら，皆さんも心電図を見て，どの型になるか言えますでしょ？　上記で説明したそれぞれのST型を 図4-4 に示したので，作図法も確認してみて下さい．このI型とM型の症例ではいずれも V_3 誘導でT波高が最大に見えるため，そこにフォーカスしてST角度を測りました．

ST“型”は加齢の影響を受ける

さて，現実にはどの型が多いのでしょうか？　前述のSurawicz先生がCirculation誌に年齢・性別ごとの違いを報告しているので，そのグラフを 図4-5 に示します．

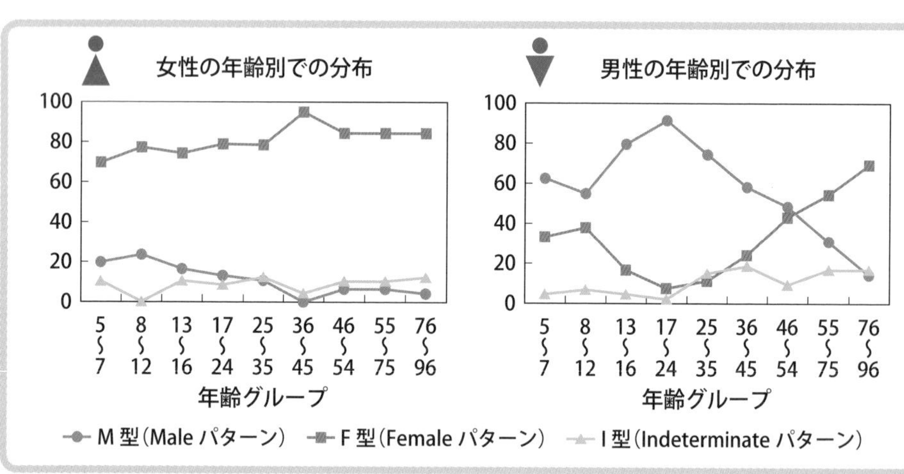

図4-5 性別・年齢によるSTパターン
(Surawicz B, et al. J Am Coll Cardiol. 2002; 40: 1870-6[2] を改変)

まず，女性のほうはシンプル．全年代にわたって8割方がF型です．残り2割，成人の場合ではM型とI型が半分ずつを占めています．一方の男性はどうでしょう？ 思春期以降，40歳くらいまではM型ないしI型で9割近くを占め，"若さ"の象徴的な「ST上昇」が目立ちます（☞ Ch.3）．ただ，よく見ると，成人以降，M型は徐々に減り，代わりにF型がぐんぐん増えてくることがわかります（I型は1～2割のままほぼ一定）．50歳前後でF型はM型を凌駕し，最終的に今回の症例のような高齢男性では7割方がF型となる様子が読み取れます．年を重ねた結果，生物学的には男性でも，心電図は"女性"…そんなことが珍しくないというワケ．

この"理由"はと言えば，皆さんお察しの通り性ホルモンの影響が強いようです．"力こぶ"を連想させるST-T部分はテストステロンの影響を受けるとされ，加齢によって"更年期"を迎え，最終的には枯渇してゆく….男性心電図のそんな様子には，はかなさすら漂いますよね？

ところで，STEMI（ST上昇型急性心筋梗塞）の診断を考えた場合，ややこしくないF型が増加するのは嬉しいです（つくづく，うまくできてるなぁと思います）．でも，高齢でも2～3割の男性はM型ないしI型ですから，こうした方々でのSTEMI診断には十分な注意が必要ですね．

最後に，こうしたST型の分類は，あくまでも（ほぼ）正常QRS-T波形を想定したもので，脚ブロックや心室肥大などの「二次性ST-T変化」をきたす波形には適用できないので，ご注意あれ！

今回は，あまり真面目に語られることのない，性別による心電図波形の違いについて扱いました．やや雑学的はハナシですが，ボクが医学生の頃，友達とコレッて面白いなぁと話した日々を懐かしく思い出しました．

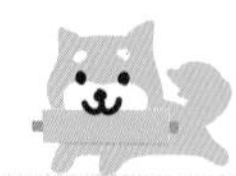

Take-home Message

- **ST 部分（J 点と ST 角度）には性差が現れやすい（女性型，男性型，不定型の 3 区分あり）．**
- **男性に特徴的な加齢に伴う ST 型の変化を知っておこう．**

■ 参考文献

1） Bidoggia H, et al. Am Heart J. 2000; 140: 430-6.
2） Surawicz B, et al. J Am Coll Cardiol. 2002; 40: 1870-6.

CHAPTER 5

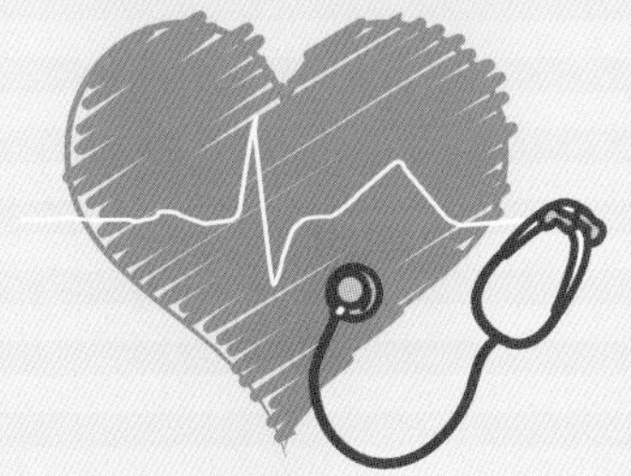

腕試し！ “中間テスト”的おさらいドリル

本章のテーマ

- 実際の症例を用いた心電図ドリルにチャレンジしてみよう！
- 今まで習った知識が定着しているかの確認が中心です．

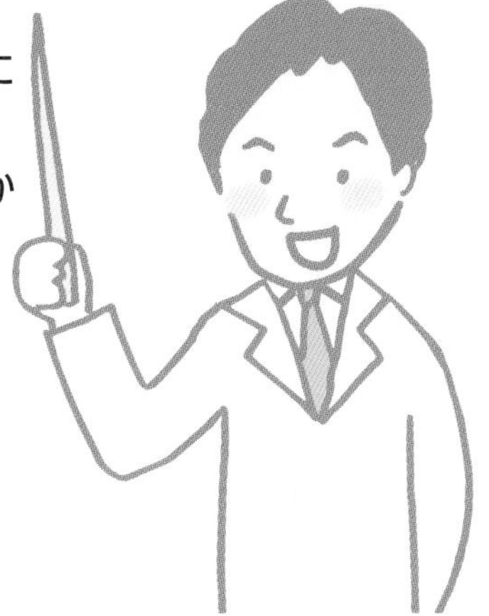

今回はいつもと趣向を変えて “中間テスト” 的な心電図問題にチャレンジしてみませんか？　CareNet 連載「Dr. ヒロのドキドキ心電図マスター」でも非常に好評を得た企画でした．

問題は基本的に Season 1 の内容とともに本書のこれまでの理解度を試すものとしました（Season 1 をお持ちでなければ本書 p.xii～xvi「Dr. ヒロ流！心電図判読メソッド」を参照下さい）．間違えてしまった問題に関しては，過去の該当レクチャーを見直してみましょう．さあ．Let's チャレンジ！！

※解答は 52 ページ

症例提示 1

49 歳，男性．肥大型心筋症でフォロー中．定期外来時の心電図を示す 図 5-1 ．

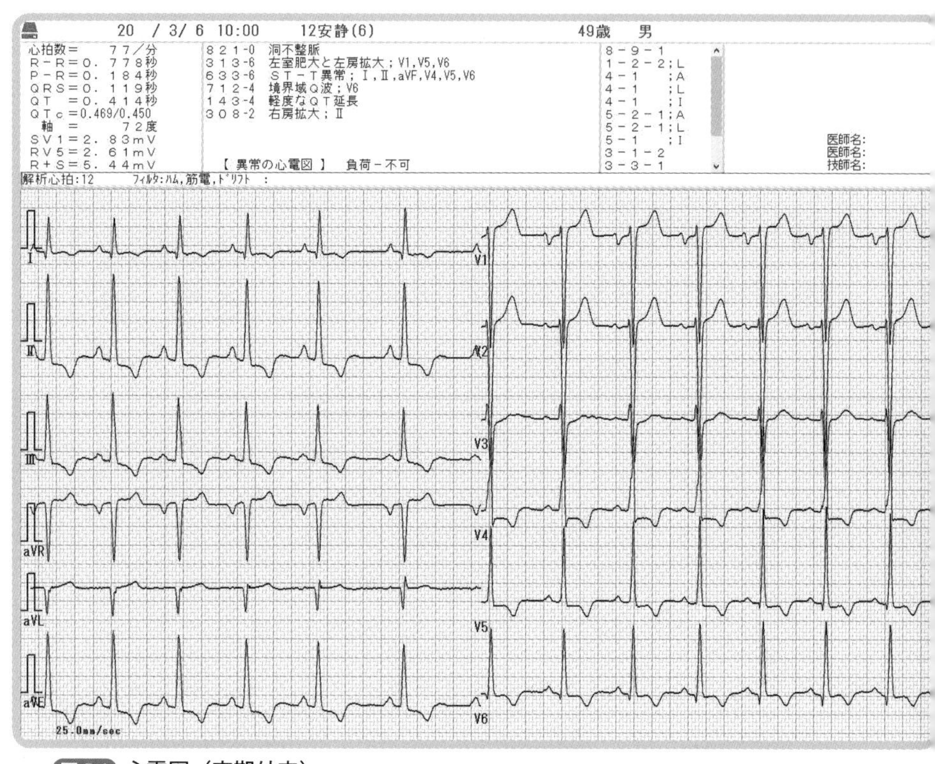

図 5-1 心電図（定期外来）

問題 1 **心電図 図 5-1 は「正常洞調律」といってよいか？また，心拍数はいくらか？**

問題 2 **QRS 電気軸は何度か？　定性的評価も加えよ．**

問題 3 **心電図 図 5-1 の所見として誤っているものを選べ．**

1）ST 低下　2）左室高電位（差）　3）完全左脚ブロック
4）右房拡大　5）陰性 T 波

JCOPY 498-13702

症例提示 2

70 歳，男性．糖尿病，高血圧で治療中．数日前から倦怠感が出現．

本日，咳嗽著明，意識レベル低下もあり救急搬送された．諸検査から肺炎が疑われ，即日入院となった．体温 37.8℃，血圧 107/54mmHg，脈拍 89/分・整，酸素飽和度 91%．入院時の心電図を示す 図 5-2 ．

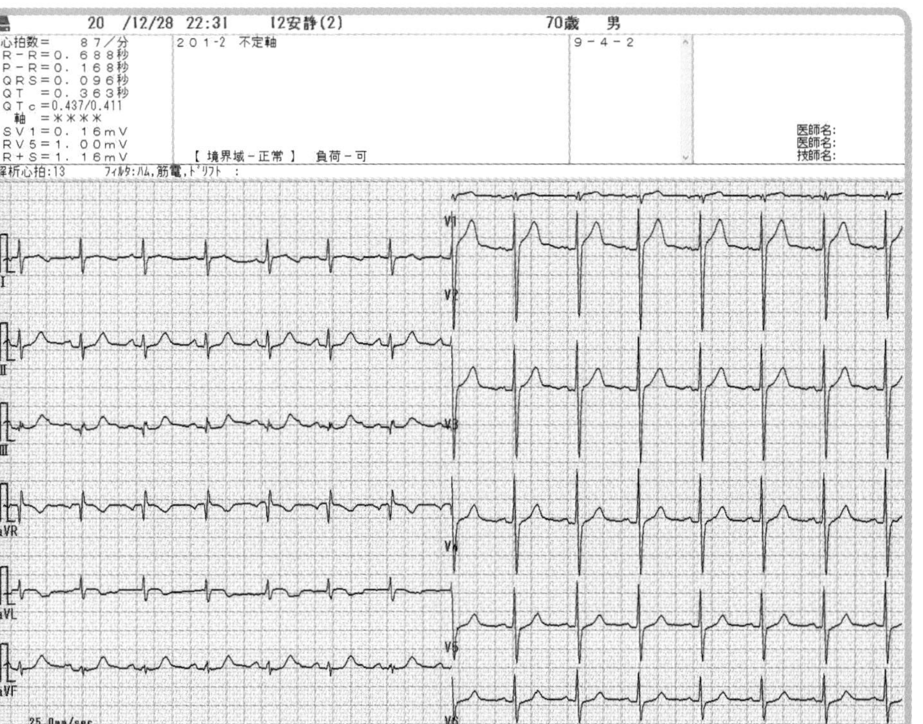

図 5-2 心電図（入院時）

問題 4 **心電図 図 5-2 の調律と心拍数について述べよ．**

問題 5 **心電図 図 5-2 の電気軸はどう表現するのがよいか？**

問題 6 **心電図 図 5-2 の ST 部分は（A）女性型，（B）男性型，（C）不定型のいずれか？**

症例提示 3

75 歳，女性．僧帽弁・三尖弁形成術および慢性 AF に対するメイズ手術の既往あり．糖尿病，高血圧症に対して内服加療されている．数日前にインフルエンザ A と診断．その後，食事が取れず，夜間の呼吸苦も出現した．徐々に下腿・顔面の浮腫が増悪，息切れでトイレ歩行も不可能となり救急受診した．感染を契機とした心不全増悪にて緊急入院となった．来院時 36.3℃，血圧 112/78mmHg，脈拍 107/分・不整，酸素飽和度 92%．入院時の心電図を示す 図 5-3 ．

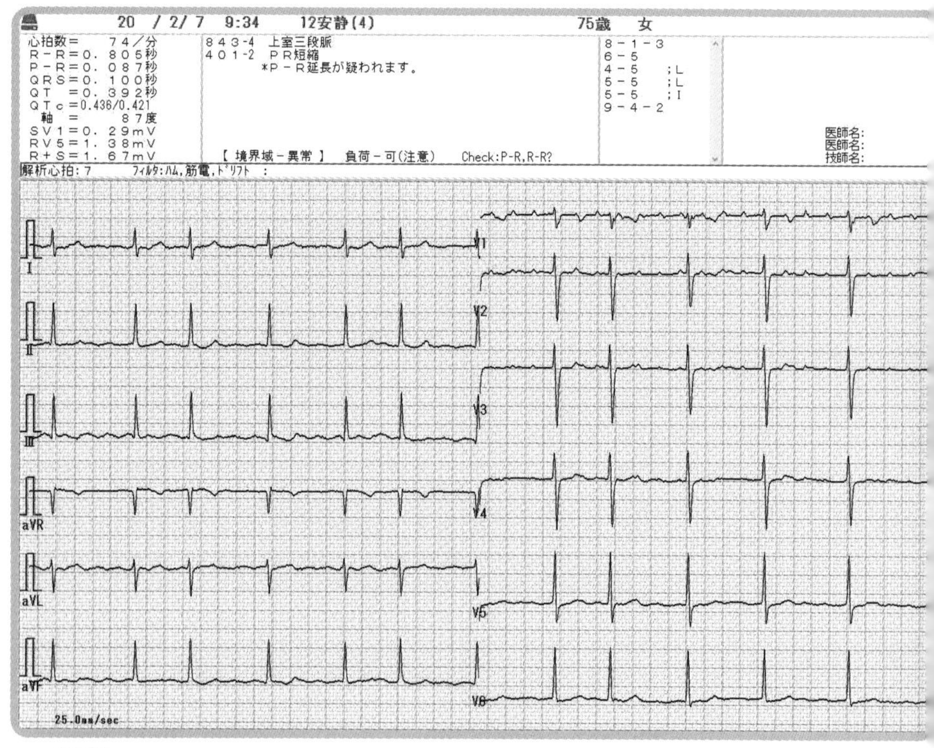

図 5-3 心電図（入院時）

問題 7 心電図 図 5-3 の自動診断は「上室三段脈」となっている．調律に関して正しいものはどれか．

1）正常洞調律　2）心房期外収縮　3）洞（性）頻脈
4）心房粗細動　5）異所性心房調律

問題 8 心電図 図 5-3 の心拍数について，具体的な数値で述べよ．

JCOPY 498-13702

症例提示 4

84 歳，男性．39.5℃の発熱で受診し，肺炎の診断で入院中である．入院 4 日目，夜間の検温時に頻脈，酸素飽和度の低下（82%）があり，胸部圧迫感と呼吸苦も訴えたため，当直医にコールがなされた．胸部 CT 検査では，浸潤影悪化および心拡大・胸水貯留を認めた．以下に，急変時に記録された心電図 図 5-4 および入院時の心電図 図 5-5（次頁）を示す．

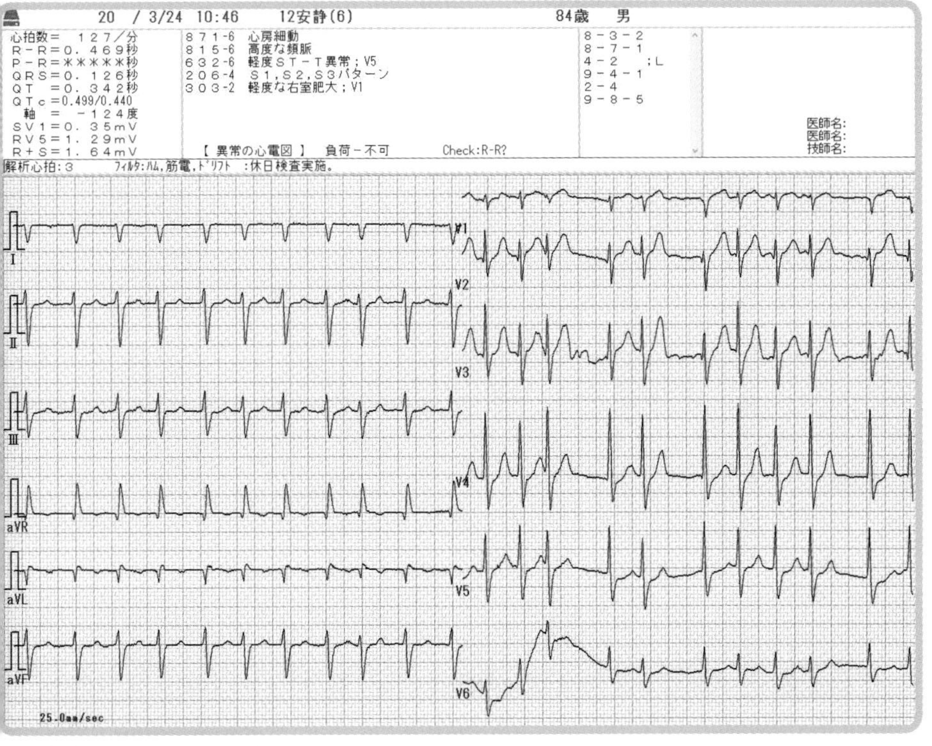

図 5-4 心電図（急変時）

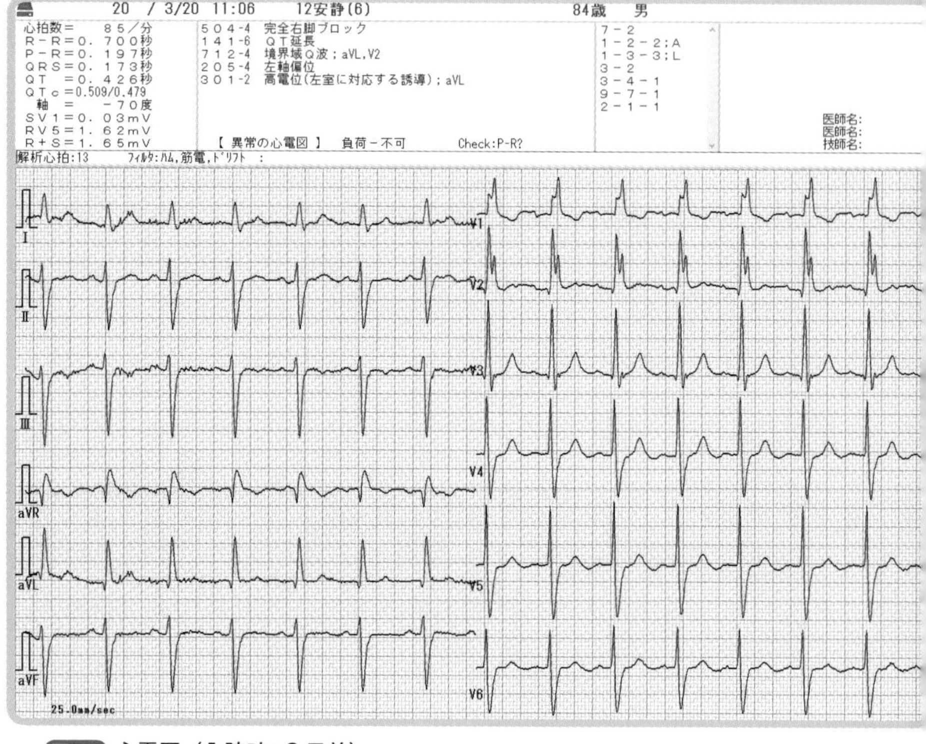

図 5-5 心電図（入院時：3 日前）

問題 9 **入院時心電図 図 5-5 の心拍数と電気軸を求めよ．**

問題 10 **入院時心電図 図 5-5 の所見として誤っているものを 2 つ選べ．**

1）左軸偏位　2）完全右脚ブロック　3）1 度房室ブロック
4）異常 Q 波　5）右房拡大

JCOPY 498-13702

✓問題 11 急変時心電図 図5-4 の解釈・対応について，誤っているものを 2 つ選べ．

1)「$S_1S_2S_3$ パターン」であり，肺疾患や高度の右室負荷を疑う．
2) 不整脈などの心疾患に関する病歴や投薬内容を確認する．
3) 心電図の再検を指示する．
4) 右胸心を疑って胸部 X 線をチェックする．
5) 換気補助を行いつつ，ベラパミル点滴を指示する．

解答と解説

症例 1

問題 1　No:（理由）洞（性）不整脈のため
心拍数: 78/分（検脈法: 肢誘導＋胸部誘導［10 秒］）

いつ・どんなときも「系統的判読」が大事です．この問題は "レーサー（R3）・チェック" に関するものです．つい「R-R 間隔はレギュラー（整）で…」と始めてしまいそうですが，否です．肢誘導の最初と最後では R-R 間隔がだいぶ違うでしょ？　この心電図は立派に「R-R 間隔: 不整」なんです．こういう場合の心拍数は "検脈法" の独壇場です．肢誘導に 6 個，胸部誘導に 7 個の QRS 波があり，ともに 5 秒，5 秒で計 10 秒間の記録だということを意識すると，13×6=78/分と求まります．

3 つ目の "R" は「調律」でした．これは "**イチニエフの法則**" で洞性 P 波の満たす「向き」を確認します．QRS 波の直前に明瞭な P 波がコンスタントにあって，向きはイチニエフ・ブイシゴロで上向き（陽性），アールで下向き（陰性）ですから，"サイナス"（洞調律）でいいんです．しかし，このように R-R 間隔の不整を伴う場合を洞（性）不整脈（sinus arrhythmia）といい，主に呼吸による影響とされます．"変わり種" の洞調律ですから，「正常」の枕詞はとりましょうね．

見直すならココ！

Season 1・Ch.1『心電図の読み "型" 伝授します』
Season 1・Ch.2『洞調律を知る』
Season 1・Ch.3『心拍数を求めよう』

問題 2　QRS 電気軸: +70°（トントン法 Neo による）
正常軸

（QRS）電気軸は，前額断（冠状断）にて心室内を電気が進む方向を反映するものでした．定性的には，Ⅰ誘導と aV_F（またはⅡ）誘導の QRS 波の向きに着目します．この例はⅠ，Ⅱ，aV_F 誘導のすべて「上向き」（陽性）ですから，「正常軸」でいいでしょう．

具体的に数値で「何度」と求める方法について，詳しく解説している教科書は少ないですが，Dr. ヒロ流 "トントン法"，あるいはその進化版の "トントン法 Neo" ならおおむね可能です．注目すべき肢誘導の中に "トントン" な QRS 波がないですから，そういう時は肢誘導界の円座標を思い浮かべ，「aV_L（−30°）→Ⅰ（±0°）→$-aV_R$（+30°）→Ⅱ（+60°）→aV_F（+90°）→Ⅲ（+120°）→$-aV_L$（+150°）」の順番にQRS波の向きをチェックしていきます．この心電図 図5-1 では，はじめのaV_LとⅠの間でいきなり向きの逆転が起こっており，この場合の"トントン・ポイント（TP）"は両者の中間（−15°），ないし"aV_L寄り"（−20°）でしょう．これに直交し，Ⅰは「上向き」なので，ボク的には「+70°」を正解とします（「+75°」でも可）．

見直すならココ！
Season 1・Ch.8 『QRS電気軸イロハのイ』
Season 1・Ch.10『QRS電気軸（完結編）～進化したトントン法は無敵！～』

問題3 3)

1) ○: Ⅱ，Ⅲ，aV_F，V_4～V_6誘導で「ST低下」（水平/下行型）があります．
2) ○: V_5，V_6誘導のR波高は，さほどではないのですが，「SV_1（V_1誘導のS波の深さ）+RV_5（V_5誘導のR波の高さ）>35mm」という基準は満たすので，「左室高電位（差）」でOKです．これと側壁誘導（Ⅰ，aV_L，$V_{[4]5\sim6}$）のST-T変化との"合わせ技"で**左室肥大**と診断されます．この方は「肥大型心筋症」ですので，疾患相応の心電図ということになります．
3) ×:「脚ブロック」はQRS幅が幅広い（wide）ときに考えます．この例では，左室肥大のためやや"太め"ですが，許容範囲内といえます．
4) ○: Ⅱ誘導のP波がツンッと立っています．Ⅲ，Ⅲ，aV_F誘導のいずれかでP波高が2.5mm超の場合，**右房拡大**と診断できます．
5) ○: 絶対にT波が下を向いてはいけない"イチニエフ・ブイシゴロ"（これも"イチニエフの法則"です）以外に，この例ではⅢ誘導でも「陰性T波」を認めますね．

症例2

問題4 **調律:（正常）洞調律**
心拍数: 84/分（検脈法: 肢誘導［5秒］）
90/分（検脈法: 肢誘導+胸部誘導［10秒］）

R-R間隔: 整で"イチニエフの法則"から「洞調律」でOK．心拍数は"検脈法"で求めますが，このようにR-R間隔が整なら肢誘導または胸部誘導どちらか5秒間の情報で計算可能です.

ややトリッキーかもしれませんが，たとえば，Ⅱ誘導の2，4拍目でS波が“オン・ザ・ライン”（オレンジ太線上）ですよね？　この間が7マス（太枠7個）で，“300の法則”かつ2拍分のR-R間隔であることに注目して「300÷7×2≒86/分」と算出すると，自動計測値により近づきます．ちなみにCh.11で紹介する“新・検脈法”を用いると，(7.5+7)×6=87/分と求まります.

見直すならココ！
Season 1・Ch.2 『洞調律を知る』
Season 1・Ch.3 『心拍数を求めよう』
Season 2・Ch.11『検脈法ふたたび〜“妙技”をブラッシュアップせよ〜』

問題5　不（確）定軸

ⅠとaV_F（またはⅡ）誘導のQRS波の向きを見ましょう．アレッ？　どれも“トントン”ですね．このような“煮え切らない”状況ではQRS電気軸は決定できず，不定軸（indeterminate axis）という診断になります.

正式には，標準肢誘導（Ⅰ，Ⅱ，Ⅲ）のいずれでも上下“トントン”な場合が「不定軸」の定義で，本例もおおむね該当します.

なお，時折，ⅠもaV_F（またはⅡ）誘導も下向きの状況を「不定軸」と称しているケースに出会いますが，個人的には賛同できません．Dr.ヒロ流ですと，これは「高度（の）軸偏位」ないし「北西軸」と呼んでほしいです.

見直すならココ！
Season 1・Ch.8『QRS電気軸イロハのイ』

問題6　(B) 男性型

これは「ST部分」の男女差を扱ったときに述べたものです．ポイントはV_1〜V_4誘導の「J点」と「ST角度」でしたね．この男性は，V_2，V_3誘導で明らかなJ点（ST）上昇があり，かつ「ST角度」も急峻（20°以上）なパターンです．病歴的には元気がなさそうですが，心電図は若年男子に特徴的な猛々しい「男性型」のST部分を示しています．こうした例でのSTEMI（ST上昇型急性心筋梗塞）の診断には注意が必要だったことも復習しておきましょう.

見直すならココ！
Season 2・Ch.3『“若さ”って心電図に表れる？』
Season 2・Ch.4『アナタの心電図は“男女”どっち？』

症例 3

問題 7 4)

三段脈（trigeminy）とは，「3 心拍で 1 セット」の収縮様式が周期的にくり返されるもので，典型的には「洞収縮-洞収縮-期外収縮」のように 3 拍に 1 拍ごと期外収縮が出現するパターンです（☞ Ch.8 で解説します）．当然ながら，この場合の基本調律はあくまでも「洞調律」です．
この心電図も，油断すると肢誘導などは「洞収縮-洞収縮-心房期外収縮」と，「上室三段脈」のように見えてしまいます．…でも，これは "悪魔のささやき" です（笑）．
いつも "洞調律ありき" で見てしまうと，このようなミスをしてしまうのです．胸部誘導では，このパターンは崩れていますし，第一，これは「洞調律」じゃないのです．R-R 間隔も不整ですし，なんといっても "イチニエフの法則" が成り立っていません．「非洞調律」を疑った時に注目すべきは…，そう V_1 誘導でした．今回の V_1 誘導をみると…あるわあるわ，P 波の乱れ打ち 図 5-6 ．

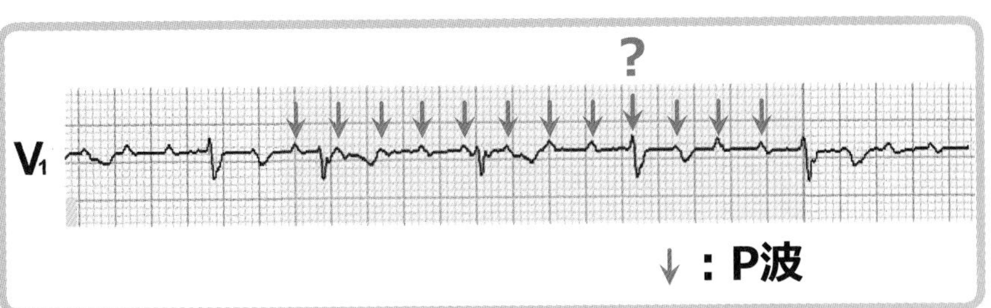

図 5-6 V_1 誘導を抜粋

オレンジ色の枠内だけでもコンスタントかつレギュラーな高頻度 P 波が確認できますし，QRS 波に重なる「？」の部分にも，P 波があると読みたいところです（ほかと若干 QRS 波形が異なる）．f 波（細動波）を確認するうえで "2nd best" だった下壁誘導を見ても，Ⅱ誘導ではわかりにくいですが，Ⅲ，aV_F 誘導だと，それなりにノコギリ状の波（鋸歯状波）が見えなくもありません．この方のように開心術歴があるような場合，非典型的な「心房粗動」ないし「心房頻拍」と呼ぶのが好まれますし，R-R 間隔が不整だという点からは "細動混じり" ととらえて「粗細動」という表現も悪くありません．よって，心房粗細動（atrial flutterfibrillation）を正解とします．

見直すならココ！
Season 1・Ch.2『洞調律を知る』
Season 1・Ch.4『エイエフ（AF），診断できます？』
Season 2・Ch.8『ラダーグラムを描こう〜心電図には秘密の“地下世界”がある？〜（前編）』

問題8 **心拍数：約70/分（検脈法：肢誘導＋胸部誘導［10秒］）**

数値自体は“検脈法”で一目瞭然，72/分と求まりますね．R-R間隔が不整の場合には，左端から右端まで，肢誘導＋胸部誘導の10秒間で検脈法をしたほうが正確です．「細動」ととらえれば50〜100/分でしたら「中等度の心室応答（ventricular response）を伴う」となりますし，「粗動」なら「房室伝導比2〜4：1」という表現になります．最終的には「粗細動」という表現を生かして，『心拍数は約70/分と中等度の心室応答を伴う心房粗細動です』と述べられたらば，ボク的には“満点”です．

見直すならココ！
Season 1・Ch.7『心房細動の“心拍数”どう議論する？』

症例4

問題9 **心拍数：84/分（検脈法：肢誘導［5秒］または肢誘導＋胸部誘導［10秒］）**
QRS電気軸：−70°（トントン法Neoによる）

これも簡単ですね．心拍数は“検脈法”，QRS電気軸は“トントン法”で，求めることができます．心拍数はR-R間隔が整なら左右どちらか5秒間の情報で十分です（もちろん10秒間数えてもOKです）．QRS電気軸は，aV_R誘導を“トントン・ポイント”と考えるなら「−60°」（通常はこれで正解でしょう）ですが，やや上向き波が優勢（$-aV_R$誘導なら下向き波）に見えませんか？肢誘導界の円座標を思い浮かべて，QRS波の向きの上下が転換するのは，Ⅰと$-aV_R$の間で，強いて言えば“$-aV_R$寄り”（+20°）と考えるのがミソでしたね（トントン法Neo）．その結果，求める軸は「−70°」と，見事に自動計測値とも一致します．

見直すならココ！
Season 1・Ch.3 『心拍数を求めよう』
Season 1・Ch.9 『QRS電気軸で遊ぼう〜トントン法の魅力〜』
Season 1・Ch.10『QRS電気軸（完結編）〜進化したトントン法は無敵！〜』

JCOPY 498-13702

問題 10 3)，5)

前問と同様に，"急変コール時"ではなく，"入院時"の心電図 図5-5 の読みを尋ねていることに注意して下さい（波形が違いますよね）.

1) ○：QRS 波の向きが，Ⅰ誘導：上向き，aV_F（Ⅱ）誘導：下向きなので OK です．強い左軸偏位（QRS 電気軸：−70°）を伴っており，「左脚前枝ブロック」の合併と診断できます.

2) ○：QRS 幅が幅広（wide：0.12 秒［120ms］以上）かつ V_1 誘導が「RR' 型」，V_6 誘導はスラーを伴う「RS 型」という典型的な波形ですから**完全右脚ブロック**の診断に相違ありません.

3) ×：V_1 誘導など PR（Q）間隔が若干長めに見える誘導もありますが，明らかに"延長"と呼ぶレベル（目安：0.24 秒［240ms］）には届きません.

4) ○：V_1〜V_3 誘導は原則として下向き（陰性）波から始まってはいけません．V_2，V_3 誘導の「q 波」は幅が狭く，深さが浅くても異常 Q 波と考えられたらステキです．ほかに aV_L 誘導の幅広い「Q 波」も指摘したいところです（左脚前枝ブロックに関連）．もちろん「陳旧性心筋梗塞」を疑ってもよいですが，ワンランク上の読み方をすれば，他所見との組み合わせで，V_1 ないし V_2 誘導で見られる「qR 型」は右心系（多くは「右室」）負荷を示す所見と考えるべきかもしれません．鑑別は…そう，心エコーでね！

5) ×：下壁誘導（Ⅱ，Ⅲ，aV_F）の P 波高はいずれも普通（2.5mm 未満）で「右房拡大」ではありません．むしろ，Ⅱ誘導で幅広の"2 コブラクダ"的な 2 つの P 波は「左房拡大」を疑わせますが，V_1 誘導の P 波で後半成分が"深掘れ"でなく，診断基準には該当しません.

問題 11 1)，4)

急変コール時の心電図 図5-4 のみを見て「頻脈性心房細動」とだけ診断して動こうとする人には"真実"が見えていません．最も目立つ所見（R-R 間隔の不整）だけ診断して，ほかを見落とす…そんな状態からの"脱却"サポートが Dr. ヒロの真骨頂です．緊急時のように焦っているときこそ"基本"に忠実であるべき．常に全体を眺めるクセをつけましょう.

調律もそうですが，3 日前の"入院時"と QRS 波形が全然違いますよね．AF のため P 波を欠き，T 波も見えない点がやや難しいですが，Ⅰ誘導のネガティブ（下向き）QRS 波にはピンときてほしいですね〜．しかも"陽性 aV_R"，これは普通，まず出会わない所見でしたよね….

そして，"おかしいと思ったら**過去の心電図**と比較せよ"．どんなに"しつこい"

と言われてもボクは言い続けますよ（笑）．そういう意味では，過去にAFがあったかなかったか，病歴や薬剤，そのほかの治療歴も大事です（選択肢2）．冷静になって，その目で2つの心電図を比べたら，(1) Ⅰ誘導がサカサマ，(2) Ⅱ⇔Ⅲ（入れ換わり），(3) aV_R⇔aV_L (4) aV_Fは（ほぼ）不変，という条件を満たすではないですか！
この4つの条件を覚えていますか？　こんなとき，最も高頻度なのは**電極の左右つけ間違い**です．肢誘導の上肢（右手・左手）のね．そうじゃないかと悩んだら，もう一度自分の目で心電図を再検すべきです（選択肢3）．この症例患者は，不慣れなのか慌てたのか，ナースが電極の左右を誤っていました．
鑑別すべき**右胸心**については，胸部誘導でQRS波形の“振幅”がV_1からV_6誘導に向かうにつれて漸減する典型パターンとは異なりますし，何よりも入院時心電図 図5-5 が強烈な否定材料です（選択肢4）．また，選択肢1に関して，「肺塞栓」などの右心系負荷などは否定しがたいところですが，やはりこの心電図を見てしまうと積極的には考えにくいでしょう．右室負荷を疑う「$S_1S_2S_3$パターン」も正しく記録してこその所見です．普段から何でもむやみに人を疑うべきではありませんが，患者さんのためと思えば，常に厳しい眼力でいることは診断・治療を考える上で大切だと思います．
“デキドク”（デキるドクター）なら，速やかに正しい心電図を記録し直して，同時に心房細動による頻脈と低酸素状態への対処を考えるべきです（選択肢5）．その際，心機能のチェックももちろん必要ですね．

見直すならココ！
Season 1・Ch.5『心電図，正しくとれてる？（前編）～鏡の中のマボロシ～』
Season 1・Ch.6『心電図，正しくとれてる？（後編）～自動診断の「側壁梗塞」にご用心！～』

さて，全部で4症例の腕試しクイズでしたが，いかがだったでしょうか？　できなかった問題については，該当章をもう一度読み直してみてくださいね．高得点だった人は，Dr.ヒロ流の心電図の読み“型”に慣れ親しんできたのではないでしょうか．これからも頑張っていきましょうね！

CHAPTER 6

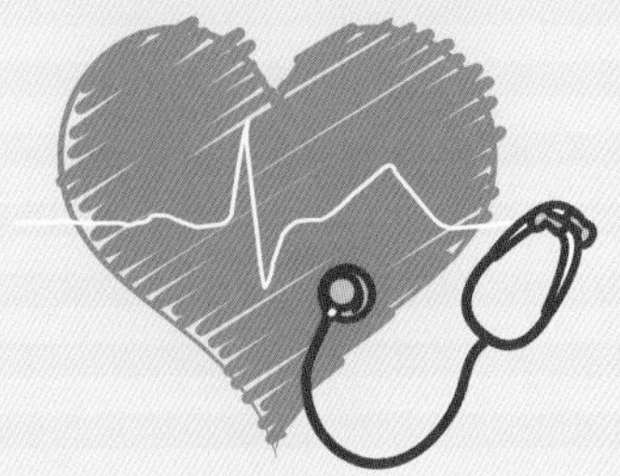

心臓の“しゃっくり”とは何ぞや?

本章のテーマ

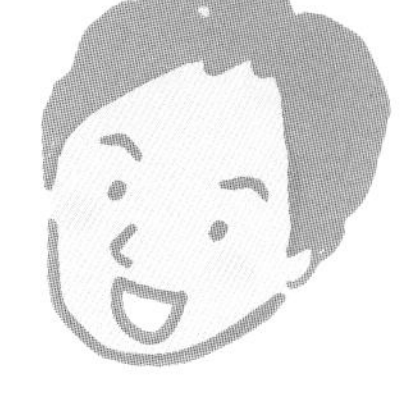

- 期外収縮と補充収縮の“似て非なる”点が説明できますか？
- 心房細動における心室期外収縮の診断および注意点がわかりますか？

正常ならほぼ規則正しい心臓の収縮も，ときには乱れます．今回は，単発で生じる不整脈として最も多い「期外収縮」を取り上げ，基本的な用語や心電図の見方についてDr. ヒロがレクチャーします．

71歳，女性．高血圧で加療中．不定期の動悸とめまいの訴えがあるため，ホルター心電図検査が行われた．総心拍数: 8.1万/日（35～92/分），期外収縮: 2,900回/日，ポーズ（2秒以上）: 440回/日．心房細動・粗動なし．この患者の心電図（拡大波形）を抜粋して以下に示す 図6-1 ．

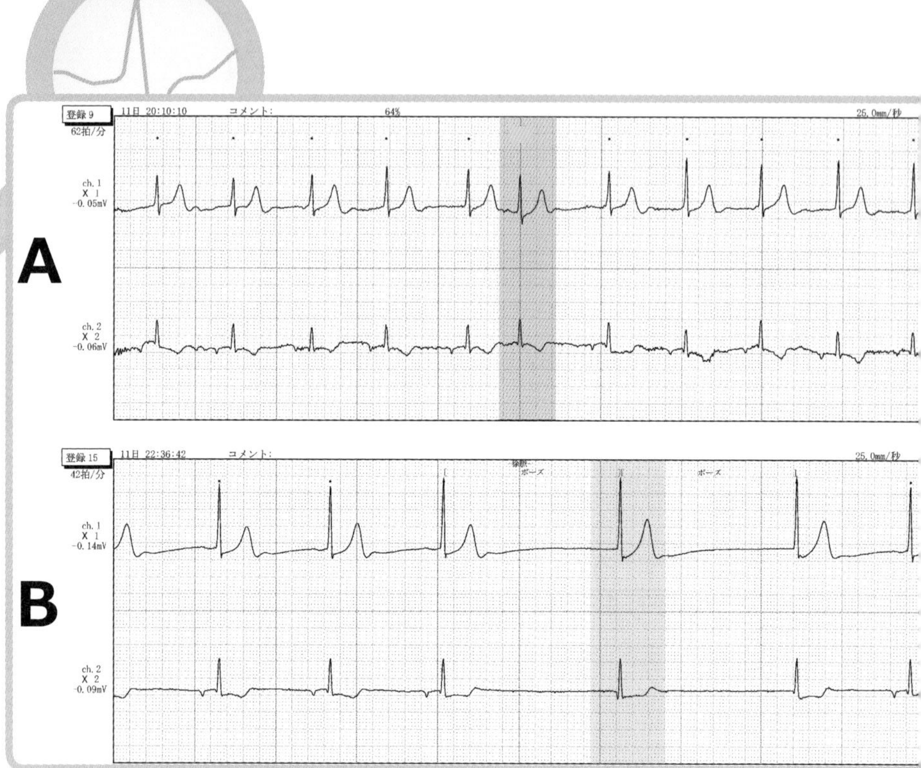

図 6-1 ホルター心電図

問題 1

A および B の心電図に赤と青の色枠で示した波形の名称を答えよ.

解答 1

A:（心房）期外収縮

B:（房室接合部）補充収縮

上段Aと下段B，どちらも途中まではP-QRS-Tのリズムがレギュラーに続いていますね．Dr. ヒロは安定したP-QRS-Tの連続を各波形の頭文字をとって"ピクット"と呼んでいます（Pの"ピ"，Qが"クッ"で，Tは"ト"ってこと）．心臓が収縮しているイメージにもよく合ってますでしょ？　でも，安定なはずの"ピクット"がAの6拍目，Bの4拍目でグラついています．ともに，本来予想される心拍の出現タイミングからズレており，多くの人が「期外収縮」の診断を真っ先に思いつくのではないでしょうか？ここでは，それが正しいかどうかを問うています．

期外収縮とは何か

今回は最も基本的な不整脈として，単発のものを扱いましょう．本問では，珍しくホルター心電図を題材にしています．これまでの12誘導とは違い，不整脈を中心にチェックする心電図なだけで，基本的な読みは変わりません．このように多くのホルター心電図は2段構えの構成で，上段（ch.1：チャンネル1）が12誘導のV_5誘導，下段（ch.2）はV_1ないしaV_F誘導に類した波形を呈します（この方はaV_F類似だと思われます）．

どちらを見てもいいですが，不整脈の解析に重要なP波が見やすいのはch.2であることが多いので，抜き出して説明しましょう 図6-2 ．

P-QRS-Tの"ピクット"の等間隔性を意識して図中にR-R間隔を弧線で表現しました．正常な洞調律が続いた場合，Aの6拍目，Bの4拍目でQRS波が来るべき本来の場所を点線で示しました．そうすると，AとBとで違いに気づきますよね？

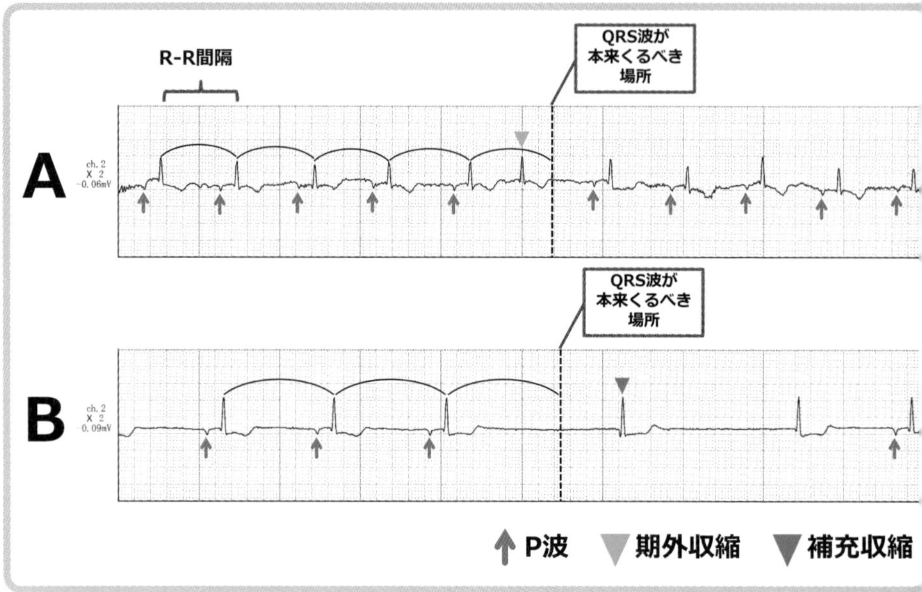

図6-2 ch.2（NASA 誘導）のみ抜粋

そう，まずAでは想定よりも“早い”タイミングでQRS波（▼）が出現しており，これが**期外収縮**です．「早期収縮」という別称のほうが意味はとりやすいですが，市民権を得ているのは前者だと思います．わが国や海外の教科書でも，

premature beat/contraction/systole/complex
extrasystole
ectopic beat

などの言い方が紹介[*1]されています．

[*1] 日本循環器学会，編．循環器学用語集 第3版
Wagner GS, et al. Marriott Practical Electrocardiography. 12th ed. Philadelphia: Lippincott Williams & Wilkins; 2014. p.314.

この女性の動悸の原因はコレで，1日に約3,000回，Aと同様の（心房）期外収縮が出ていました．Dr. ヒロは“**心臓のしゃっくり**”とか“心臓がスキップしているみたい”（skipped beatと，ある外国人の患者さんが言っていたっけ）と説明していますが，皆さんなら何と説明しますか？

補充収縮も知っておこう！

では，もう一方のBは何でしょう…こちらも想定されるタイミングからズレている点はAと同じですが，こちらのQRS波（▼）は想定されるタイミングよりも“遅い”心拍です．油断すると，これも「期外収縮」と言ってしまいそうですが，正しくは**補充収縮**と言うんです．英語表現はescape beatになります．

せっかちで落ち着きがない“しゃっくり”のような期外収縮が動悸の原因となる一方，“遅刻”を思わせる負のイメージとは裏腹に，実際は補充収縮は“安全網”（セーフティ・ネット）なんです．これがなければ，心臓はしばらく止まってしまうわけですから…非常にありがたいワケです．実は，Bでは色帯（4拍目）に続く5拍目のビートも本来の洞収縮のタイミングからは遅れています．つまり，これも「補充収縮」なんです．このように2回以上連続で補充収縮が見られるときには，定義上は**補充調律**が見られたという表現が正しいです．勘の良い方は，途中からP波（図中↑）がしばらく出ていないことに気づいたでしょうか（最後の6拍目の直前にようやくP波があります）．よって，この女性のめまいの原因は，洞（結節）機能低下による症状，すなわち「洞不全症候群」ということがわかったんです．状況によってはペースメーカーの植込みを検討するべきと思います．

では，期外収縮に関して，もう一問いきましょう．

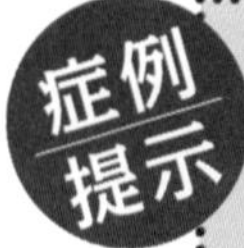

85歳，男性．慢性腎臓病（CKD），高尿酸血症で通院中．脳梗塞の既往あり，頸動脈ステント留置術後．起床時の胸部苦悶感，息苦しさを主訴に救急受診した．脈拍75/分・不整，血圧152/79mmHg，酸素飽和度99%，下腿浮腫あり．Hb: 7.7g/dL，BUN: 47.7mg/dL，CRE: 5.31mg/dL，K: 5.5mEq/L．心電図 図6-3 を以下に示す．

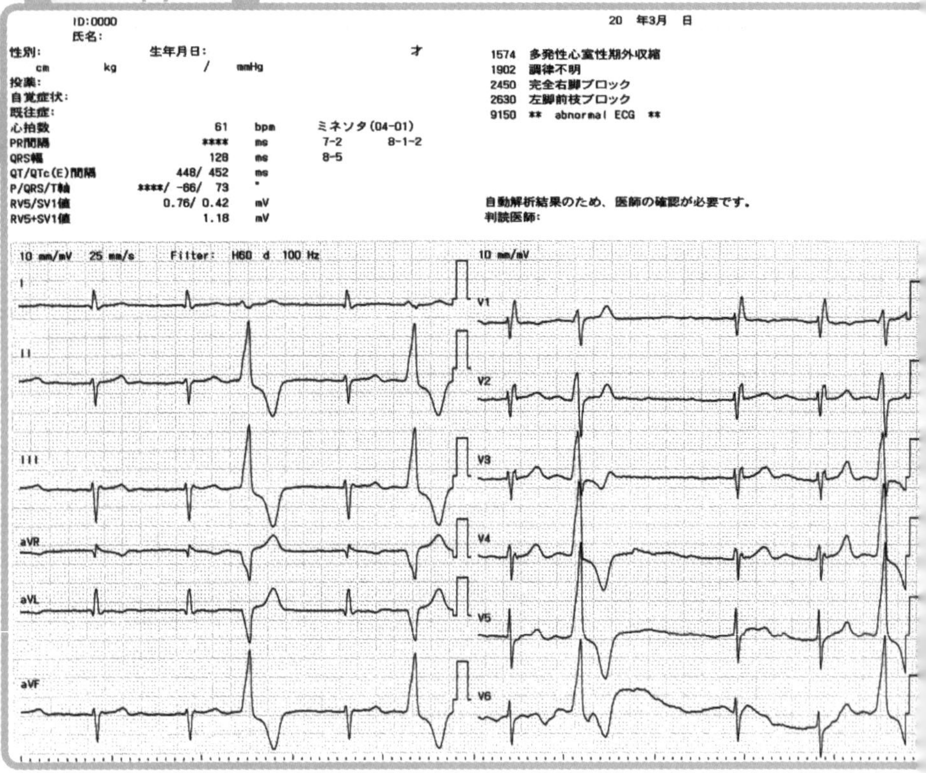

ID:0000　　　　20　年3月　日
氏名:
性別:　　生年月日:　　才
cm　kg　/　mmHg
投薬:
自覚症状:
既往症:

心拍数	61	bpm	ミネソタ(04-01)	
PR間隔	****	ms	7-2	8-1-2
QRS幅	128	ms	8-5	
QT/QTc(E)間隔	448/ 452	ms		
P/QRS/T軸	****/ -66/ 73	°		
RV5/SV1値	0.76/ 0.42	mV		
RV5+SV1値	1.18	mV		

1574　多発性心室性期外収縮
1902　調律不明
2450　完全右脚ブロック
2630　左脚前枝ブロック
9150　**　abnormal ECG　**

自動解析結果のため、医師の確認が必要です。
判読医師:

10 mm/mV　25 mm/s　Filter:　H60　d　100 Hz　　10 mm/mV
I　II　III　aVR　aVL　aVF　V1　V2　V3　V4　V5　V6

図6-3 心電図（救急外来）

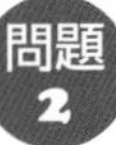

心電図 図6-3 の所見として誤っているものを2つ選べ.

1) 洞調律
2) 左軸偏位
3) 心房細動
4) 心室期外収縮
5) 完全左脚ブロック

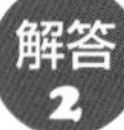

1), 5)

いつものように,"レーサー・チェック"からはじめてください(☞ p.xii,[Season 1] Ch.1). R-R間隔は不整で心拍数66/分(検脈法: 10秒),洞性P波はどうでしょう? 「不整脈」がありそうですが….

1) ×: 期外収縮らしきQRS波を除いた部分ではR-R間隔が一見すると整に見えます. ただ,それは"まやかし"です. 根拠なきサイナス宣言はDr.ヒロ的には大罪です! "イチニエフの法則"で確認すると,洞性P波はないので自信を持って"非洞調律"と言えます.
2) ○: QRS電気軸の定性的評価では,ⅠとaV_F(Ⅱ)誘導でQRS波の向きに着目します(☞ [Season 1] Ch.8). Ⅰ: 上向き,aV_F(Ⅱ): 下向きは「左軸偏位」,これでオッケーです. 偏位角度は"トントン法Neo"ですと「−60°」となります(☞ p.xv,[Season 1] Ch.10).
3) ○: 「不整脈」かなと思いつつ診断に悩むなら,まずは長めに心電図を記録することから始めて下さい. 情報が増えるほうが診

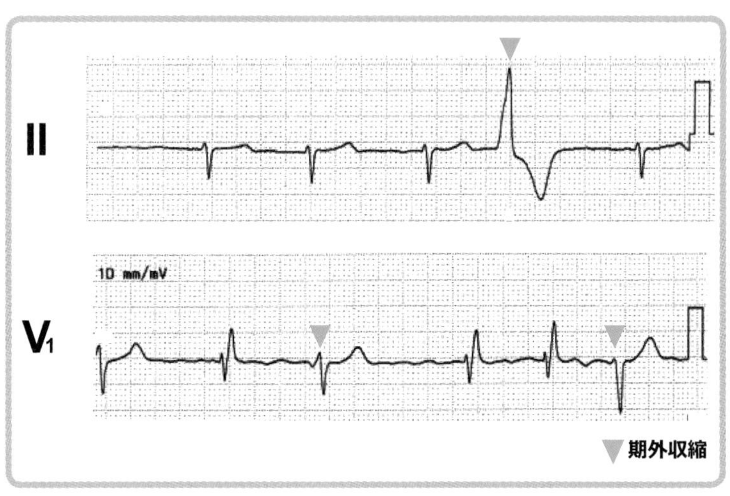

図6-4 別の時間帯のⅡ誘導・V_1誘導（非同期［連続］記録）

断しやすいですよ。アタリマエのように思えて実はコレが“金言”なんです（笑）．別の時間帯にとった12誘導心電図を 図6-4 に示します．

Ⅱ誘導では判然としませんが，V_1誘導の3〜4拍目のR-R間隔が空いた部分に，わずかな“さざ波”が見つけられたらアナタの勝ち．これがf波（細動波）ですよね．R-R不整とあわせて「心房細動」（AF）が正解です（☞［Season 1］Ch.4)．しかも，f波（細動波）が1mmに満たない場合は「ファイン心房細動」と呼ばれます（fineは微細な，かすかなの意)．

4）○：図6-3 では，2種類のQRS波が確認できます．普通は幅広くいびつなQRS-T波形のほうが（心室）期外収縮です．

5）×：QRS幅が幅広（wide）で特徴的なV_1波形（rSR’型)，イチエルゴロク（Ⅰ，aV_L，V_5，V_6）の側壁誘導でS波が目立つので（スラーという)，完全「右脚」ブロックであれば○でした．期外収縮のほうは「左脚」ブロックに似た形をしていますが，波形診断は房室伝導している方のQRS波形で行います．

心房細動（AF）時の期外収縮

CKD stage 5 の高齢男性の症例です．胸部症状の原因は，溢水・尿毒症をはじめ，心不全や虚血性心疾患，不整脈，そして貧血など複数が考えられます．ほかに高カリウム血症も要注意でしょうか．

Dr. ヒロの当セミナーでは，心電図を中心に解説しますが，実臨床では病歴，血液検査，胸部 X 線，心エコーなどの結果とともに総合的に判断して下さいね．

R-R 間隔が絶対不整な AF の場合にも「期外収縮」は出るんです．p.60 の「問題 1」のように基本リズムが洞調律だったら，先行 R-R 間隔よりも早いタイミングであることをもって診断できますが，今回のように AF の場合はそうはいきません．

"派手" な印象の QRS 波形があれば，多くはそちらが**心室期外収縮（PVC）**でしょう．これは，PVC には QRS 幅が幅広（wide）になるのに加えて，T 波も QRS 波と向きが反転して大きく目立つ性質があるためです．図 6-3 の肢誘導に着目すると，3 拍目と 5 拍目が PVC，胸部誘導なら 2 拍目と 5 拍目がそうなりますね．もちろん，以前の（期外収縮が［少］ない）心電図を用意して，今回の波形と比べて房室結節を経由した正規の QRS 波を認識してもよいでしょう．もしもそれがなければ，少し長めに記録してメイン "じゃない" かつ" 派手" な波形が PVC と考えて，出現タイミング的に OK か最終確認して下さい．もちろん，まれに例外もありますが．

最後の最後にちょっとだけややこしい話を…．AF で見られる" 派手" でおかしな QRS 波形がすべて「期外収縮」，すなわち PVC の" 一択" なら話はカンタンですよね？　でも，実際には違うんです．もちろん，心房が高頻度で興奮する AF だと「心房期外収縮」（PAC）は原理的にありえません．ただ，房室結節を過ぎた後，心室に入ってからの電気の進み方が通常と変わってしまう場合に平常とは異なるPVC 類似の QRS 波形を呈することがあるのです．これは（心室内）変行伝導と呼ばれる現象です（聞いたことない，難しいなと感じたら，今回は名前だけでも覚えましょう）．

以上のことから考えられる今回の心電図診断をまとめます．

心電図診断

ファイン心房細動	左軸偏位（左脚前枝ブロック）
心室期外収縮（頻発性）	時計回転
完全右脚ブロック	

このケースは心房では“痙攣”（AF）が続いていて，心室では頻繁に“しゃっくり”（PVC）が起こるという，まあまあややこしい方ということになります．付随所見も多く，背景に心疾患もありそうな心電図だと思います．

今回は，「期外収縮」をテーマに，ごく基本的な話をしました．また，紛らわしい「補充収縮」や基本調律が AF の場合の考え方も扱いました．よく復習しておきましょうね！

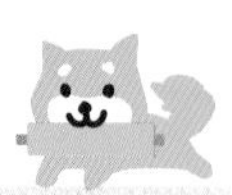

Take-home Message

- **先行 R-R 間隔から想定されるタイミングよりも早期に出現するのが「期外収縮」の基本概念．**
- **「補充収縮」を間違って「期外収縮」と言うなかれ．**
- **不整脈の診断に迷ったら，まずは心電図を長く記録して判断材料を増やすべし．**

CHAPTER 7

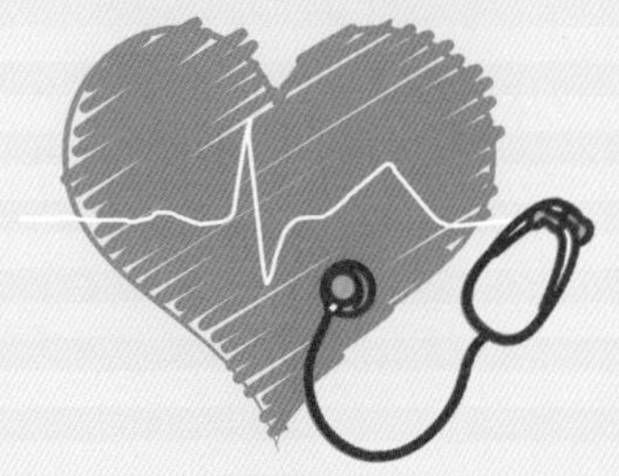

“上品な”期外収縮の特徴は?

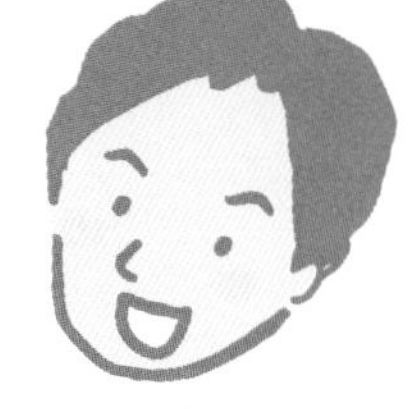

本章のテーマ

- 期外収縮の心電図を考える際の注目点を5つ言えますか?
- 心室期外収縮（PVC）後の回復周期（休止期）が「代償性」であることの意味を理解していますか?

「期外収縮」の起源が心房か心室か考える際には，QRS波形や先行P波の有無を確認する方法のほかに，前後の収縮間隔に着目する方法があります．心室期外収縮（PVC）に備わった，前後で洞調律の収縮ペースを乱さない“スマート”な性質．これについて，Dr. ヒロが解説しましょう．

62歳，男性．糖尿病性腎症にて血液透析を行っている．心疾患の既往もあり，抗血小板薬を2剤内服中．数週間前から心窩部不快感，悪心を訴え受診した．

血圧147/84mmHg（非透析日），脈拍88/分・不整，低血糖なし．以下に来院時の心電図を示す 図7-1 ．

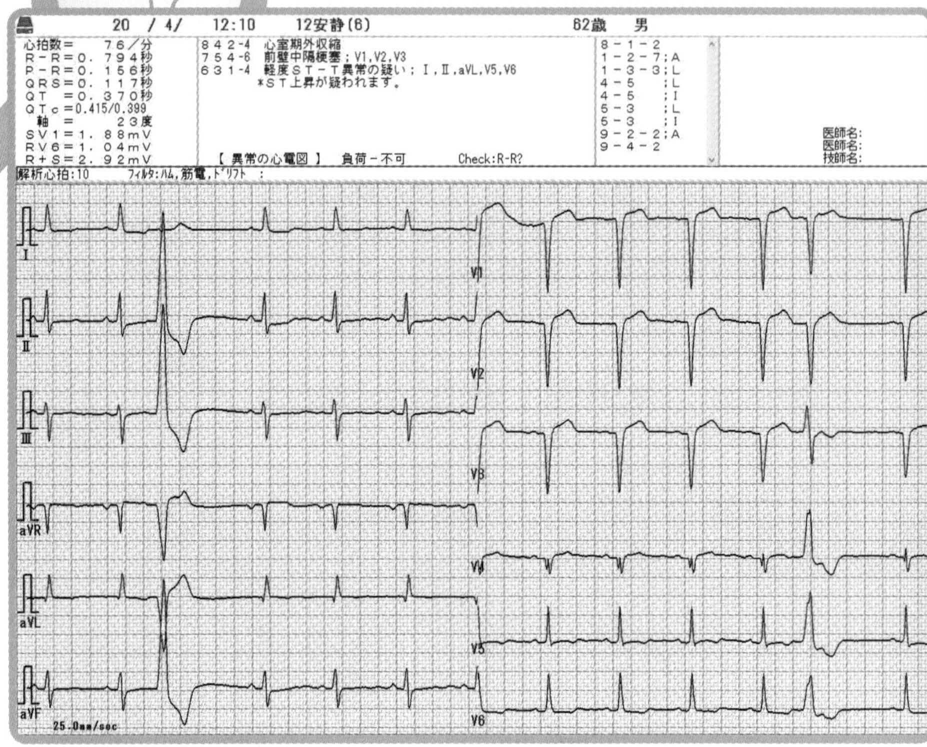

図7-1 心電図（来院時）

問題 1

心電図所見 図7-1 として誤っているものを 2 つ選べ.

1） 心房細動　　2） 右軸偏位
3） ST 低下　　4） ST 上昇
5） 異常 Q 波

1), 2)

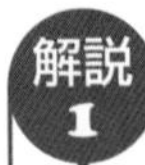

今回は心疾患の既往もある血液透析患者さんの胸部不快感を扱いましょう. 受診時心電図の読みを問うものですが, われわれがすべきことは…そうです, いつも変わらぬ"系統的判読"ですね!(☞ p.xii, [Season 1] Ch.1)

1) ×:"レーサー(R3)・チェック"をしていきましょう. R-R 間隔は不整ですが, ほかと波形の異なる肢誘導 3 拍目, 胸部誘導 6 拍目(中央付近の"半切れ"な波形も数える)以外は基本的に整に見えます. こういう場合, "時に不整"と表現するとしっくりきますね. そして, 問題の「調律」については"イチニエフの法則"の活用でしたね. R-R 間隔が整な部分にコンスタントにある P 波の向きを確認すれば,「心房細動」ではなく「洞調律」だとわかります(☞ p.xiii, [Season 1] Ch.2).
2) ×:電気軸は, "スパイク・チェック"で QRS 波の向きを見るのでした. Ⅰ誘導:上向き, Ⅱ誘導:上向きでも安心しないで. もう一つ, Ⅱ誘導のご近所さんの aV_F 誘導が"トントン"よりやや下向きですね. このパターンは「"軽度の"左軸偏位」でした(☞ [Season 1] Ch.8). "トントン法 Neo"を習得した人なら,「−10°」と数値で求められますね(☞ p.xv, [Season 1] Ch.10). このように, 電気軸が−30〜0°のゾーンに入るのが「軽度の左軸偏位」の特徴です.
3) ○:次の 4) ST 上昇も含めて考えましょう.「ST 部分」をチェックするのは, "スタート"の前半部分です. 基線と J 点を眺めながら「ST 偏位」をすべて拾うと…Ⅱ, aV_F 誘導は 1mm 以上の有意な「ST 低下」で, Ⅰ, V_5, V_6 誘導にはそれに満たない「(軽度) ST 低下」があります.

4) ○: V_1〜V_3 誘導に「ST 上昇」がありそうだな, と読めた人は素晴らしい. でも, 右前胸部誘導 (V_1〜V_3) の場合は, 正常でも「ST 上昇」のある「男性型」ST パターンの人がいることに注意してくださいね. この方は 40 歳以上ですから, "ニッコリ兄さん" のほうではなく,「V_2・V_3 のみ 2mm, そのほかは 1mm」が正常上限です (☞ Ch.3). ですから, 自信を持って V_1〜V_3 誘導に「ST 上昇」ありと言えます.

5) ○:「Q 波」は "クルッと" の "ク" 部分です. QRS 波が下向きの波から始まっているものが「Q 波」でした. V_1〜V_3 誘導はいずれも R 波のない「QS 型」, V_4 誘導にもそれに準じる "おデブ" な Q 波があり, ともに「異常 Q 波」で OK です. よって, この方の "心疾患" は,「陳旧性 (前壁中隔) 心筋梗塞」と考えられ, ステント治療後のためか抗血小板薬が 2 剤使用されていることにも合致します.

心電図 図7-1 がキチッと読めたのなら,「ST 変化」と「異常 Q 波」がある患者の胸部症状であることに気づくはず. 透析患者さんですから, 胸部症状があって, ST 上昇・低下とくれば…一度は「STEMI」(ST 上昇型急性心筋梗塞) などの急性冠症候群 (ACS) の可能性は鑑別すべきです.

では, 次に見るのはトロポニンなどの心筋バイオマーカーですか?…ノン, ノン. まずは**過去の心電図**との比較です. ただ, この方は以前から同様の ST レベルでしたので, 急性期の変化ではないと判断できます. 透析の方は心筋トロポニンも偽陽性 (非特異的上昇) になることが少なくないので, 浮き足立たないように注意が必要です.

問題 2

肢誘導波形の一部抜粋を 図 7-2 に示す．収縮波形 A および間隔 B，C の名称を答えよ．また，波形 A をはさむ収縮間隔（B+C）と，正常波形の間隔 D との関係についても述べよ．

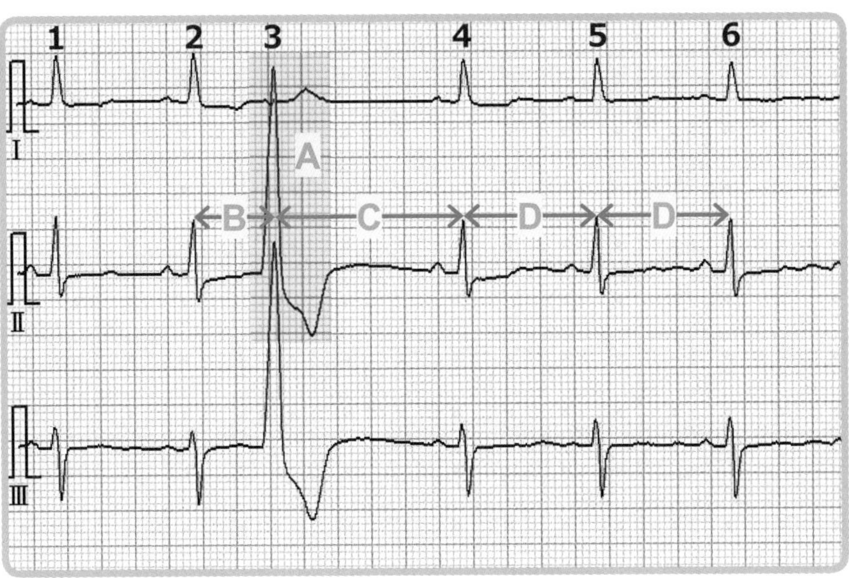

図 7-2 肢誘導を一部抜粋

解答 2

波形 A：心室期外収縮（PVC）

間隔 B：連結期

間隔 C：回復周期（または休止期）

関係性：B+C=2×D

解説 2

3 拍目の波形 A は，ほかの洞収縮のタイミングと比べると早く出ていますから，「期外収縮」です（☞ Ch.6）．間隔 B，間隔 C の表現に関しては，循環器が専門ではない人にとって，少し難しいかもしれません．

- **連結期**（coupling interval）：
  洞収縮から期外収縮までの時間
- **休止期**[*1]（pause）または**回復周期**（return cycle）：
  期外収縮から次の洞収縮までの時間

間隔 B と間隔 C の名称は期外収縮の心電図を理解するうえで大事な用語です．連結期（間隔 B）は "先行度合い" とでも言い換えてもらうとわかりやすいかな？　もう一方の間隔 C は，休止期という表現のほうが「～期」つながりで「連結期」と統一感が出るのですが，心臓が 2～3 秒以上止まる心停止，いわゆる「ポーズ」（pause）の和訳とやや紛らわしい面があります．その意味では回復周期という言い方を用いたほうが無難でしょうか．

非専門医にはハードルが高い「連結期」と「回復周期（休止期）」という用語をわざわざ登場させたのは，両者の和（間隔 B＋間隔 C），すなわち，期外収縮を挟む洞収縮の間隔と洞周期（連続する洞収縮時の R-R 間隔：図 7-2 の間隔 D）との間に存在する "美しい関係" を紹介したいからなんです．

[*1]「休止期」の正式な英語表記は「postextrasystolic pause」のようで，言ってみたら「期外収縮後休止期」かな．

期外収縮が理解できる"魔法のコトバ"

ボクのレクチャーで「期外収縮」を学ぶとき，次のようなお得意（?）の"Dr. ヒロ謹製"語呂合わせが登場します 図7-3 .

どうして"線香"なのか，はたまた"法被（はっぴ）"って何なんだ？というご批判は甘んじて受け入れましょう（笑）．強いて言えば，それがDr. ヒロ流ってことかな（『部屋とYシャツと私』のオマージュ？）．先行度合いが"線香"です．洞周期から予想されるタイミングより早いことが必須条件です．次に，"カタチと法被が大事よね"は，期外収縮の起源（origin），すなわち"出どころ"を知るためのチェック項目です．心電図から「どこ起源の期外収縮か？」を判定するのです．通常は「心房」か「心室」なことが大半ですが，ごくまれに両者の"中間"の「房室接合部」からも出ることがあります．

線香と カタチと 法（はっ） 被（ぴ）が 大事よね

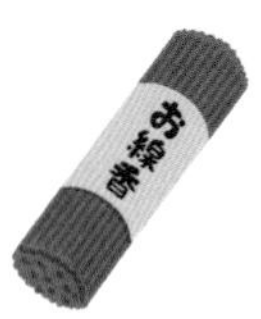

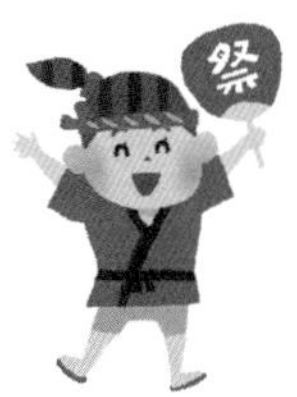

線香	：先行度合い
カタチ	：洞収縮波形との相同性
法（はっ）	：QRS波の幅
被（ぴ）	：P波の有無
大事	：代償性休止期か否か

図7-3 期外収縮のポイント

出どころは心房？　それとも心室？

どんな教科書にも書いてありますが，期外収縮を見たとき，そのQRS波形と先行P波を見ます．波形については，QRS幅と洞収縮の波形と同じか（相同性）に注目しましょう．起源が「心房」なら房室結節～心室内の電気の流れが通常と同一ですから，QRS波形は洞調律の時と同じで，ふつうは幅も狭い（narrow）はずです．

一方，「心室」起源の場合，刺激伝導系を“高速道路”とすれば“下道”を逆行するようなものですから，おかしな電気の流れは正常と似ても似つかない幅広い（wide）QRS波を形成します（☞ Ch.6）．

もう一つは，QRS波に先立つP波があるかないか．「心室」起源の場合，意味を考えればP波が先行しないことが心室収縮の早期性を示す特徴のはずです．逆に「心房」起源なら，必ずP'波（洞性P波と区別するためダッシュをつけました）が先行し，心房の早期収縮を示しています．今回の心電図 図7-2 の場合，洞収縮とは明らかに違う幅広い（wide）QRS波形ですから，**心室期外収縮（PVC）**と判定できます．本症例では，このPVCの頻発が胸部症状の主因でした．

知っておきたいスマートな性質

大半の期外収縮は，“カタチと法被（はっぴ）“の3条件の確認で心房または心室が起源と判定できます．でも，もともと脚ブロックがある人では，「心房期外収縮」（PAC）でも当然QRS幅が広くなりますね？逆に「心室」起源でQRS幅がnarrowに見えるケースもごくまれにあります．また，P′波もしばしばT波に埋もれてしまい，見つけるのにはある程度コツと経験が要ります．世の中はまあまあ複雑なのです（笑）．

こうした非典型例で参考にするとよい“第4の条件”を伝授しましょう．端的に言うと，PVCでは期外収縮を挟む洞収縮の間隔が洞

JCOPY 498-13702

周期の2倍になるんです．しかも"ピッタリ"「2倍」ね．「期外収縮を挟む洞収縮の間隔」というのは，図7-2 なら3拍目のPVC波形Aを飛ばした2拍目と4拍目のQRS波の間隔のこと．つまり，連結期と回復周期の和（図7-2 の間隔B＋間隔C）に相当します．波形AがPVCであるならば，間隔B＋間隔Cは洞周期（間隔D）のピッタリ2倍になるのです．一方，PACであればこれが2倍よりわずかに短くなるんです（B+C<2×D）．

この関係をチェックするには，メディカル・デバイダーと呼ばれる器機が便利です．片足が針で，もう片足が鉛筆なのが普通のコンパスですが，両足とも針な"医療用コンパス"のことです．廉価なものは2,000円ほどで売っていて，一般的な不整脈解析が用途であれば，それで十分だと思います．実際にデバイダーでクルックルッとDr. ヒロが解析している様子を示すと，次のようなイメージです 図7-4．

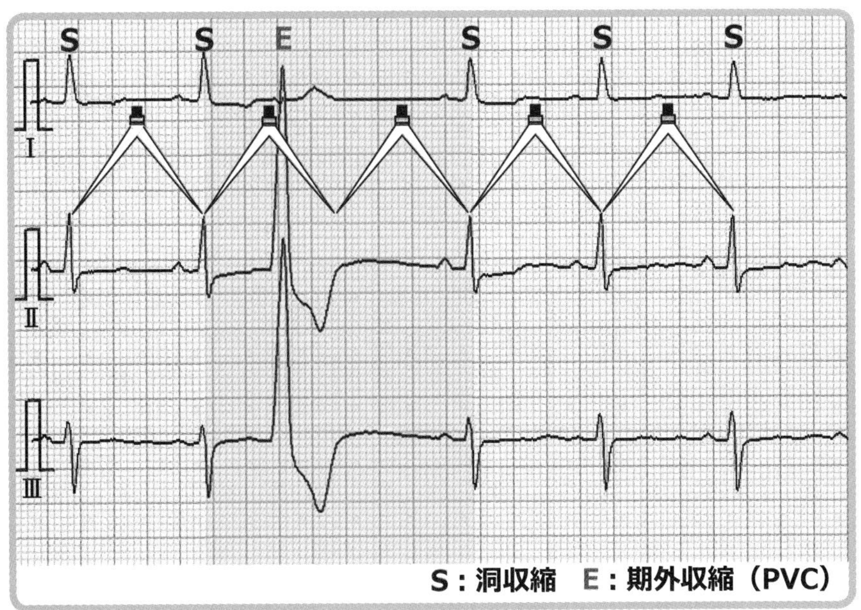

図7-4 デバイダーで実感するPVCの"上品さ"

うーん，“ピッタリ”って気持ちいいなぁ！

この関係，Dr.ヒロ的には“ニバイニバーイの法則”と言っています．その昔，布団のCMで力士（高見山関）が“ニバイニバーイ”と言っていたのが妙に頭に残っています．またオッサンって言われそう….

このようなとき，期外収縮後の休止期（回復周期）は**代償性**（compensatory）であると表現されます．これが“大事よ”の種明かしです．

なお，厳密に言うと，2倍かどうかの確認はR-R間隔ではなく，本来は洞性P波を結ぶ**P-P間隔**で測るべきですが，通常は測りやすいR-R間隔で代用してOKです．こうなる理由についてはCh.10で扱います．ここでは，PVCは不意な“しゃっくり”の一種ですが，洞結節の活動性には干渉しない“上品さ”を有しているためと考えてください．

「代償性」という専門用語までは覚えなくとも，この“美しい関係”は知っておくとよいでしょう．PVCは“上品な”期外収縮で，まれな例外*2を除いてきれいに“ニバイニバーイの法則”を満たすのです．

ちょっとだけハイレベルな話もしましたが，最後にまとめの表を示して終わります 図7-5 ．ぜひ実践してみてくださいね．

*2「間入性」パターンや室房伝導を有する特殊な場合など．

JCOPY 498-13702

期外収縮の起源は心房 or 心室？

	心房期外収縮（PAC）	心室期外収縮（PVC）
QRS波形	洞収縮と同じ	洞収縮と全然違う
QRS幅	狭い（narrow）	広い（wide）
先行P波	あり（洞調律と違う　P'波　）	なし
回復周期（休止期）	非代償性	代償性（ニバイニバーイの法則）

図 7-5 期外収縮の起源判定の原則

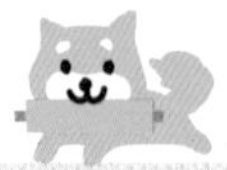

Take-home Message

- 期外収縮の起源は，QRS 波形と先行 P 波の有無で判定するのが基本．
- 期外収縮を挟む洞収縮の間隔が洞周期の 2 倍なら PVC（"ニバイニバーイの法則"）．

※解答は 84 ページ

クイズで問うている問題は，主に本章で扱った内容に関するものです．ただ，それだけで満足せず，常に心電図の発する全情報（“メッセージ”）を漏れなく拾い上げ，その意味するところを患者さんの病態とつけ合わせるクセをつけましょう．

症例 1

92 歳，女性．高血圧，難聴，軽度認知障害にて通院中．尿閉のため入院となった．入院時に記録された心電図を示す 図 Q7-1 ．

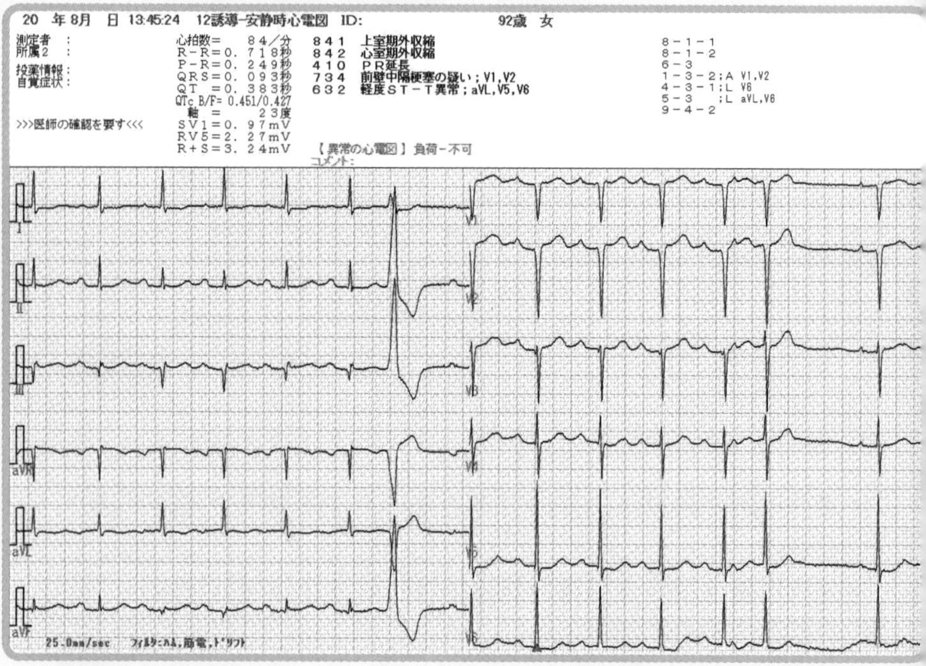

図 Q7-1 心電図（入院時）

☑ 問題 1　心電図 図 Q7-1 を見て，正しい方を選べ．

肢誘導 7 拍目は（A）（ア: 心房，イ: 房室接合部，ウ: 心室）期外収縮であり，胸部誘導 7 拍目は（B）（ア: 心房，イ: 房室接合部，ウ: 心室）期外収縮である．

☑ 問題 2　心電図 図 Q7-1 の所見として誤っているものを 2 つ選べ．

1）右房拡大　2）異常 Q 波　3）1 度房室ブロック
4）完全左脚ブロック　5）ST 低下

症例 2

73 歳，女性．糖尿病腎症による血液透析中．定期外来での心電図を示す 図 Q7-2 ．

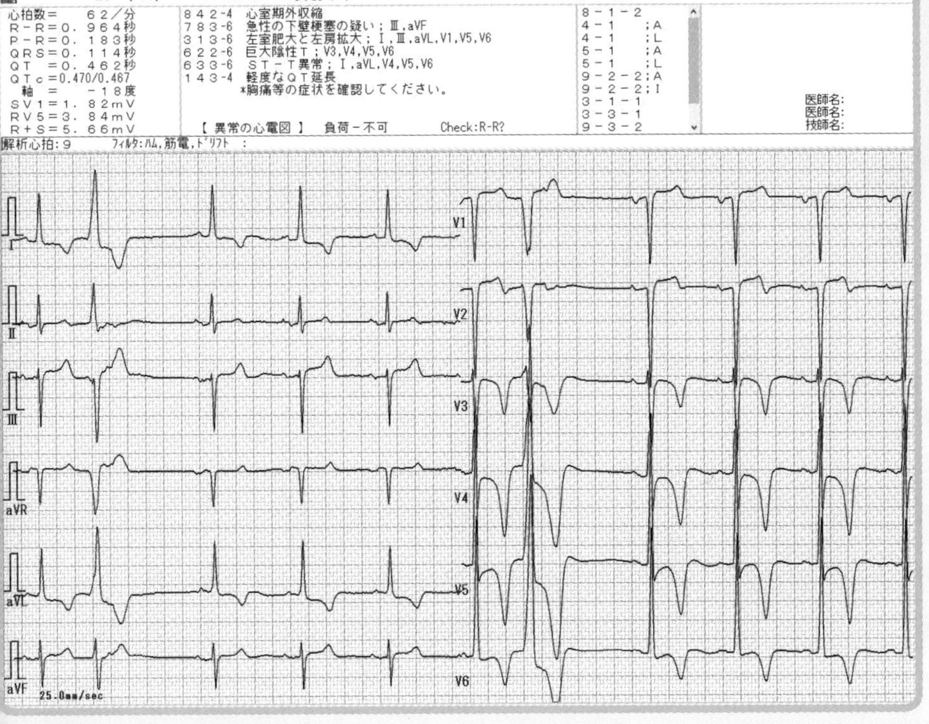

図 Q7-2 心電図（定期外来）

問題 3 **心電図 図 Q7-2 の所見として正しいものを 2 つ選べ．**

1）心房期外収縮　2）心室期外収縮　3）右房拡大
4）右室肥大　5）左室肥大

問題 4 **心電図 図 Q7-2 を見て，正しい方を選べ．**

期外収縮の休止期は（ア: 非代償性，イ: 代償性）である．

症例 3

71 歳，女性．糖尿病，高血圧，脂質異常症などで加療中．不定期の動悸，歩行時ふらつきの自覚あり．136/82mmHg，87/分・不整．定期外来での心電図を示す 図 Q7-3 ．

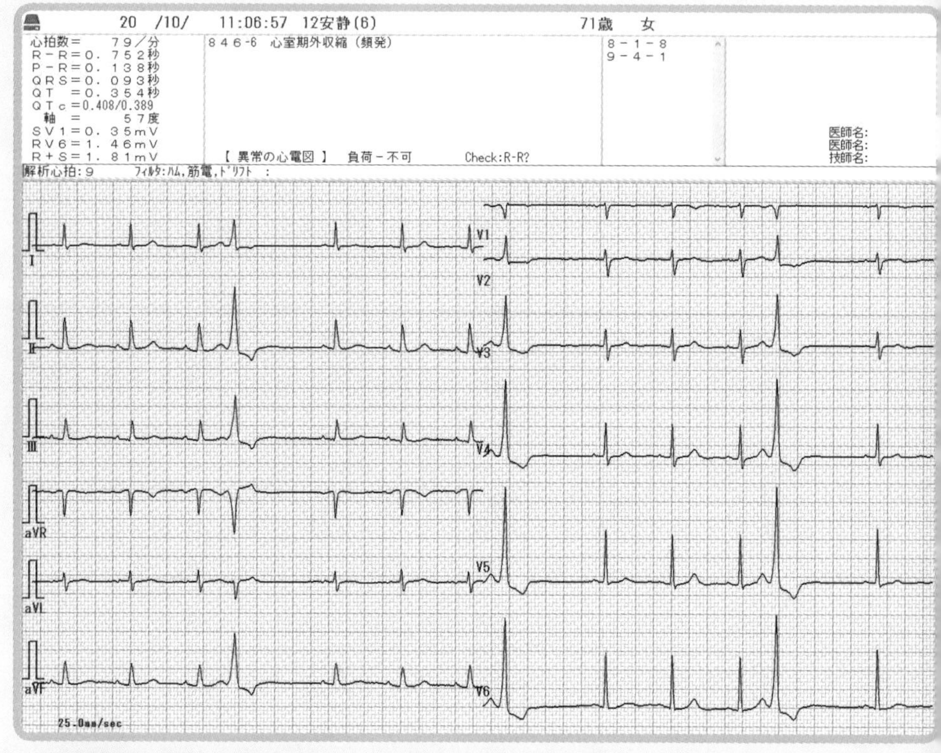

図 Q7-3 心電図（定期外来）

問題 5 **心電図 図 Q7-3 で期外収縮の心拍を指摘せよ．**

問題 6 **心電図 図 Q7-3 は連続記録（10 秒間）として表示されていることに注目して，以下のうち正しいものを選べ．**

1）心房二段脈　2）上室三段脈　3）心室二段脈
4）心室三段脈　5）心室四段脈

JCOPY 498-13702

症例 4

77 歳，男性．血液系悪性腫瘍に対する化学療法目的に入院となった．入院時心電図を示す 図 Q7-4 ．

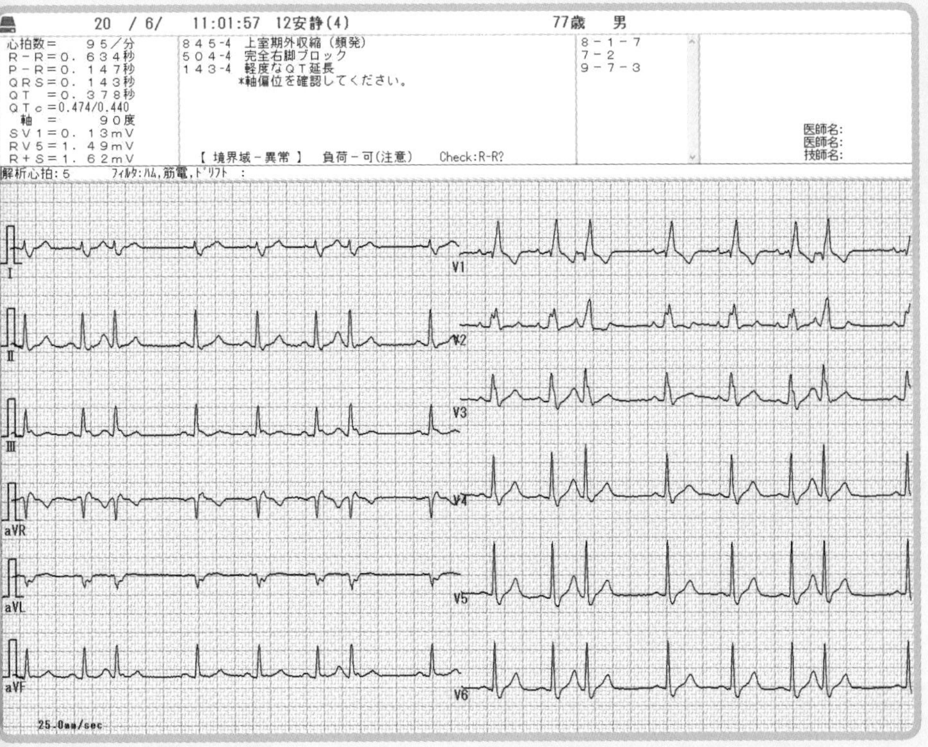

図 Q7-4 心電図（入院時）

問題 7 心電図 図 Q7-4 の所見として誤っているものを 2 つ選べ．

1）右軸偏位　2）心房期外収縮　3）心室期外収縮
4）完全右脚ブロック　5）完全左脚ブロック

解答と解説

症例 1

問題 1　(A)：ウ，(B)：ア

ともに洞周期から予想されるタイミングよりも早期に出現しており，期外収縮である．QRS 波形・幅，先行 P 波の有無から，肢誘導のが「心室期外収縮」（PVC）で，胸部誘導が「心房期外収縮」（PAC）であるとわかる．動悸や脈の結滞について問診したが，ともに自覚はなかった．

問題 2　1)，4)

不整脈があっても，洞収縮の波形診断は系統的判読法に従って行うことを忘れないで欲しい．特に V_1，V_2 誘導は「QS 型」で，V_3 誘導も小さいながら陰性（q）波ではじまっている．つまり，V_1～V_3 誘導は「異常 Q 波」と考え，心エコー所見で梗塞所見の有無を確認すべきである．他にⅢ，aV_F にも微妙な「Q 波」がある．PR（Q）時間は約 7 目盛り（280ms）あり，「1 度房室ブロック」と診断できる．

■系統的判読*■ 図 Q7-1

R-R 間隔：不整（心房・心室期外収縮），心拍数 84/分（検脈法：10 秒間），イチニエフの法則：YES／（P 波形）・正常／（異常 Q 波）QS 型（V_1・V_2），Q 波（Ⅲ［・aV_F］・V_3）／（QRS 波）向き：正常，高さ：正常，幅：ほぼ正常／（ST 偏位）ST 上昇：（V_1・）V_2，ST 低下：V_5・V_6／（T 波）陰性 T：Ⅰ・aV_L／PR（Q）間隔：延長（1 度房室ブロック），QT 間隔：正常，その他：特記事項なし．

■心電図診断■

・洞調律
・心室期外収縮（単発）
・心房期外収縮（単発）
・陳旧性前壁中隔梗塞（疑い）
・ST-T 変化（Ⅰ・aV_L・V_5・V_6）
・1 度房室ブロック

* 「系統的判読」の方法は，「Season 1」または本書 p.xii「Dr. ヒロ流！心電図判読メソッド」を参照下さい．

JCOPY 498-13702

症例 2

問題 3 2)，5)

R-R 間隔が動揺する肢誘導，胸部誘導ともに 2 拍目が期外収縮である．洞収縮の QRS 波形に類似しているため注意が必要であるが，P 波の先行がなく，QRS 幅も広いため心室期外収縮（PVC）として良いだろう．

なお，洞収縮は左室高電位（aV_L，V_5，V_6 など）に ST 低下と（非対称性）陰性 T 波，いわゆるストレイン型（strain pattern）を伴っており，「左室肥大」の診断となる．心房負荷（拡大）に関しては，V_1 誘導の後半成分が目立ち，Ⅱ誘導でも 2 峰性・幅広であり，強いて言えば「左房拡大」の診断をすることになろうか．

■系統的判読■ 図 Q7-2

R-R 間隔：不整，心拍数 63/分（新・検脈法：10 秒間），イチニエフの法則：YES／（P 波形）左房拡大（疑い）／（異常 Q 波）QS 型（V_1・V_2）／（QRS 波）向き：正常，高さ：左室高電位（差），幅：ほぼ正常（やや幅広）／（ST 偏位）ST 上昇：Ⅲ・V_1・V_2，ST 低下：Ⅰ・aV_L・V_4〜V_6／（T 波）陰性 T：Ⅰ・aV_L・V_3〜V_6／PR（Q）間隔：正常，QT 間隔：軽度延長（QTc 460〜470ms），その他：特記事項なし．

■心電図診断■

・洞調律
・心室期外収縮（散発性）
・左房拡大（疑い）
・左室肥大
・QT 延長（軽度）
・QS 型（V_1・V_2）

問題 4 イ

この問題が本章のメインテーマであった，PVC に備わる "上品さ" を問うものである．Ⅰ誘導を抜粋して示す 図 Q7-5 ．

X：PVC（2 拍目）を挟む洞収縮間
Y：洞周期の 2 倍
とすると，「X=Y」となるのが "ニバイニバーイの法則" と Dr. ヒロは呼んでいるのだった．

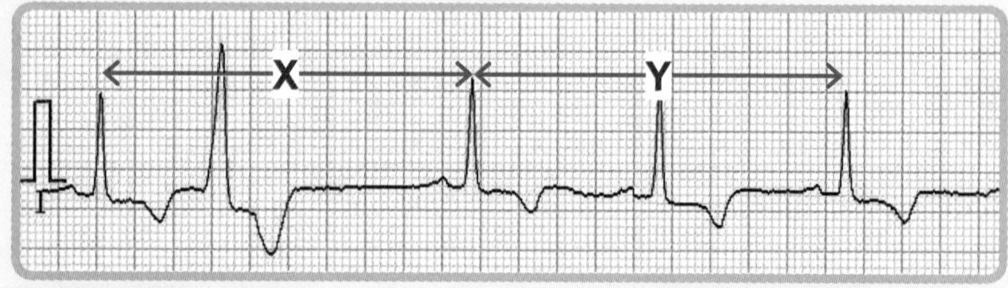

図 Q7-5 I 誘導を抜粋

これを別の言い方をすれば，「休止期（または回復周期）が代償性である」となる.

症例 3

問題 5　肢誘導：4 拍目，胸部誘導：1，5 拍目

間隔が整な「P-QRS」セットが「洞収縮」とわかれば，あとはタイミングだけ確認すれば，どれが「期外収縮」かは比較的容易に認識できるようになるだろう.

問題 6　5)

前問で指摘した期外収縮は，洞収縮と QRS 波形が異なり（幅も広い），P 波の先行がなく，「心室期外収縮」（PVC）で良いだろう．さらに "ニバイニバーイの法則" もバッチリ満たしており，確信が強まるはずだ.

さて，問題の「〜段脈」とは一定の心収縮パターンがくり返されるものであり，この心電図 図 Q7-3 では「洞収縮-洞収縮-洞収縮-期外収縮（PVC)」が周期的にくり返されている．このように「4 拍で 1 セット」のパターンを四段脈（quadrigeminy）という．期外収縮が PVC の場合，"枕詞" は「心室」となり，心室四段脈が正しい表現である.

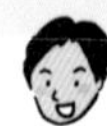

Dr. ヒロ's アドバイス

上記の「-geminy」という英語表記は「二段脈」が「bigeminy」,「三段脈」が「trigeminy」であり，頻度的にはこれらの方が「四段脈」よりも圧倒的に多い.

JCOPY 498-13702

■系統的判読■ 図 Q7-3

R-R 間隔: 整，心拍数 78/分（検脈法: 10 秒間），イチニエフの法則: YES／（P 波形）正常／（異常 Q 波）なし／（QRS 波）向き: 正常，高さ: 正常，幅: 正常／（ST 偏位）ST 上昇: なし，ST 低下: V_4〜V_6（軽度）／（T 波）陰性 T 波: なし／PR（Q）間隔: 正常，QT 間隔: 正常，その他: 特記事項なし.

■心電図診断■

・洞調律
・心室期外収縮（頻発性: 心室四段脈）
・軽度 ST 低下（$V_{[4]5}$〜V_6）

症例 4

問題 7 3)，5)

期外収縮の基本を問う問題である．R-R 間隔が整の状態から早期に出現し，その後に洞調律が回復するまでにやや R-R 間隔があく（回復周期［休止期］）．肢誘導，胸部誘導ともに 3 拍目，7 拍目が期外収縮に相当する．V_1: rsR′ 型，V6: Rs 型（スラーあり）の幅の広い QRS 波形から完全右脚ブロックがベースにある．期外収縮の波形はこれと同じであり，「心房期外収縮」（PAC）と考えられる．心房四段脈が疑われる．

なお，電気軸に関しては，Ⅰ誘導: 下向き，aV_F（ないしⅡ）誘導: 上向きであり，「右軸偏位」に相違ない．"トントン法 Neo"（☞ p.xv，[Season 1] Ch.10）を適用すると，「+100°」と求まるであろう（Ⅰと$-aV_R$の間，ややⅠ寄り［+10°］に"トントン・ポイント"があると考えられる）．

■系統的判読■ 図 Q7-4

R-R 間隔: 不整（心房期外収縮），心拍数 96/分（検脈法: 10 秒間），イチニエフの法則: YES／（P 波形）正常／（異常 Q 波）Q 波（aV_L）／（QRS 波）向き: 右軸偏位，高さ: 正常，幅: 広い（完全右脚ブロック）／（ST 偏位）ST 上昇: なし，ST 低下: なし／（T 波）陰性 T: V_1／PR（Q）間隔: 正常，QT 間隔: 正常，その他: 特記事項なし.

■心電図診断■

・洞調律
・心房期外収縮（頻発性: 心房四段脈）
・右軸偏位（QRS 電気軸: +100°）
・完全右脚ブロック

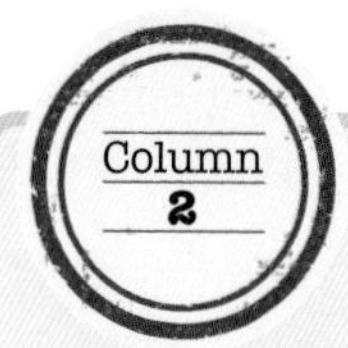

心房細動を捕まえろ！

Season 1 に掲載したコラム『“一人に 1 台” 心電計の時代は来るか』にて，腕時計型ウェアラブル端末 Apple Watch（米国 Apple 社）を用いた心電図測定機能をご紹介しました（☞ [Season 1] p.14）．Season 2 が世に出る 2020 年 2 月，Apple Watch は目下 Series 5 が 4 万円台から購入可能ですが，肝心の心電図機能はわが国では使用できません．医療機器承認のハードルのためと思われますが，日本で “使って良いか” を議論しているうちに，米国はもう二歩，三歩先に行ってしまいました．

Apple Heart Study*1 は約 42 万人を対象とした研究で，Apple Watch のフォトプレチスモグラフィ*2 センサーから得られる脈波情報による心房細動（AF）の検出能が検証されました．しかも，その成果が『New England Journal of Medicine』に掲載されたのです！*3

詳細は割愛しますが，約 4 カ月（中央値：117 日）の期間で約 0.5％で「不規則脈波」アラートがあり，郵送でやりとりした最大 7 日間の心電図パッチ記録を解析すると約 3 分 1（34％）で AF がみられたというのです（陽性的中率：84％）．対象者が平均 41 歳と若く（アラート例は平均 57 歳），心電図パッチの返送率も 20％と低いことや，脱落例も多く，厳密にデザインされた薬剤の臨床研究とはやや異なる視点で眺める必要があるとは思いますが，十分に潜在能力を感じさせる結果です．

なお，同研究では冒頭の心電図機能は用いておらず，脈波の代わりに心電図データを用い，さらに対象を高齢者にすれば，より良い “打率” が得られることでしょう．発作時の心電図記録が難しかったり，症状が無～軽微のためそもそも受診しない人が多いという AF 診療の問題に対する一つのアンサーとして興味深く読みました．

ここまで来ると，Apple 社って，ただ単に営利目的ではなく，国家レベルの健康政策にまで影響を及ぼしうる一大企業だなぁとつくづく思います．

わが国では，携帯電話大手キャリアの協力の下，東京大学が類似の試みをしていますが，いずれにせよ進歩する IT とともに，心電図が多くの皆さまの健康に役立つことを嬉しく思います．ここで一念発起，起業して自身の能力を社会に還元…なんて考えてみる Dr. ヒロなのでした（笑）

*1 Turakhia MP, et. al. Am Heart J. 2019；207：66-75. [PMID：30392584]
*2 光電式容積脈波記録法（photplethysmography）
*3 Perez MV, et al. N Engl J Med. 2019；381：1909-17. [PMID：31722151]

CHAPTER 8

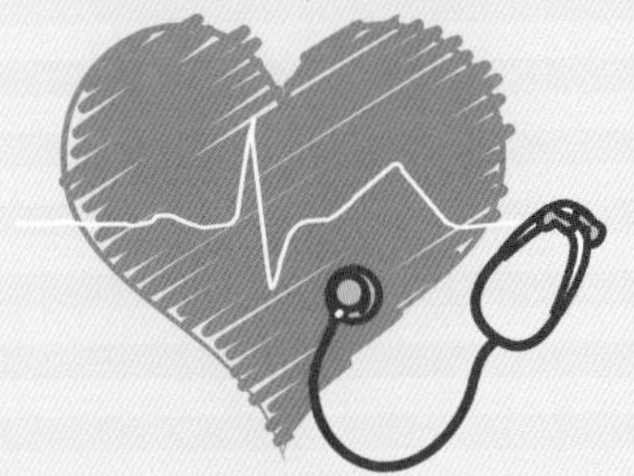

ラダーグラムを描こう～心電図には秘密の"地下世界"がある?～(前編)

本章のテーマ

- ラダーグラムって何でしょう？
- 洞結節，心房，房室接合部，心室，それぞれの刺激伝導の過程を意識して洞調律のラダーグラムが描けますか？

皆さんは不整脈の心電図に遭遇し『ぎょぎょっ！』となったことはありませんか？　もちろん，あまりに難解すぎる場合にはすぐに循環器医に相談するのが一番ですが，心臓内でどんなことが起こっているのかが想像できるようになると，おのずから冷静な対処も可能となるでしょう．いつもの心電図に「ラダーグラム」という"地下の見取図"を付け足すだけで，診断にも役立ちます．ボク自身，不整脈のカテーテル検査（EPS，☞ p.148）のハードルを乗り越えるとき，この"見取図"を常に意識することが非常に有用でした（☞ Ch.12）．今回はその入り口として，洞調律による正常収縮を例に，描き方の基本をDr. ヒロが解説しましょう．

50歳，男性．約1年前に心房細動（AF）に対するカテーテルアブレーションを受けた．時折動悸は自覚するが，いずれも短時間で，術後にAF再発は確認されていない．以下に定期外来での心電図を示す 図8-1 ．

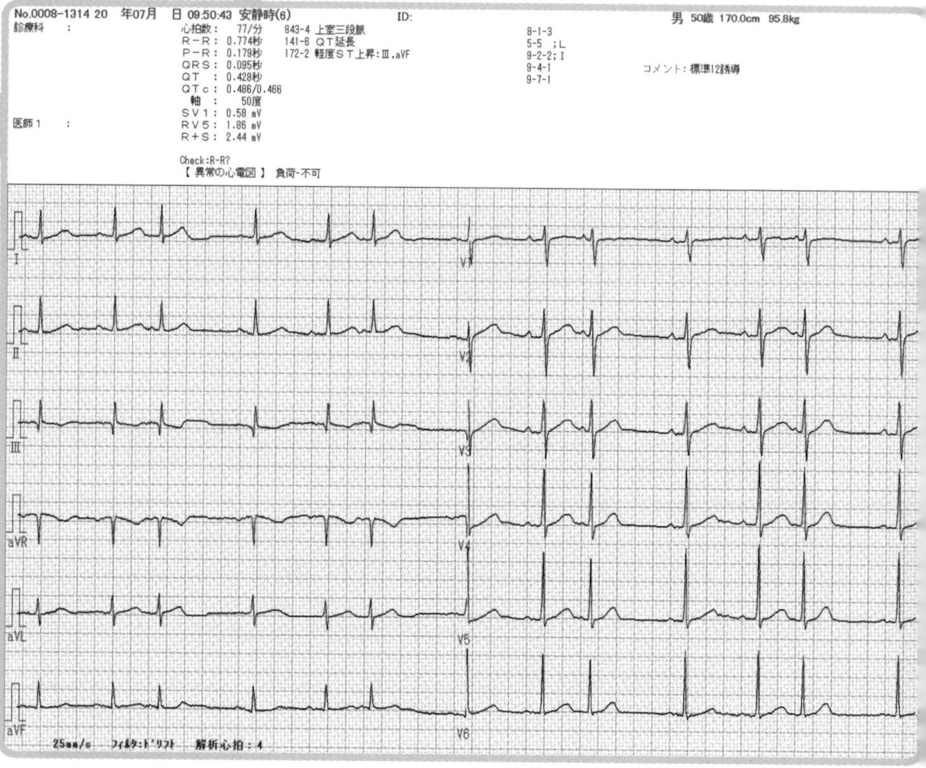

図 8-1 心電図（定期外来）

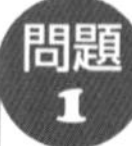

次の（1）～（5）について，それぞれ適切なものを選べ．

肢誘導および胸部誘導の 3，6 拍目は（1）（ア：洞収縮，イ：期外収縮，ウ：補充収縮，エ：副収縮）である．QRS 波形について，幅は（2）（ア：狭，イ：広）く，洞収縮と（3）（ア：同じ，イ：異なる）形状である．先行 P 波の有無からも，起源は（4）（ア：心室，イ：房室接合部，ウ：心房）と判断できる．このような収縮パターンのくり返しを（5）（ア：二，イ：三，ウ：四）段脈と呼ぶ．

(1) イ，(2) ア，(3) ア，(4) ウ，(5) イ

まずは復習問題から.「期外収縮」の概念（☞ Ch.6）やその発生起源がどこかについて，見極め方の鉄則を見直しておきましょう.『線香とカタチと法被（はっぴ）が大事よね』でしたね？（☞ Ch.7） 洞収縮の波形と同一で，QRS 幅が narrow（狭い），手前に P' 波も明瞭に確認できますから，「心房期外収縮」（PAC）と判断するのが正しいです.“洞-洞-期[*1]” という，3 つの収縮がセットになってくり返されており，このパターンは「三段脈」（trigeminy）と呼ぶのでした（☞ Ch.5）. 3 回に 1 回，期外収縮が出るってことですね.

この場合，“期” が PAC ですから，心房三段脈という名称がより正確です（心室期外収縮［PVC］なら心室三段脈になる）.

問題 2

II 誘導を抜粋して示す 図 8-2 . ピンク色枠で示した部分のラダーグラムを描け.

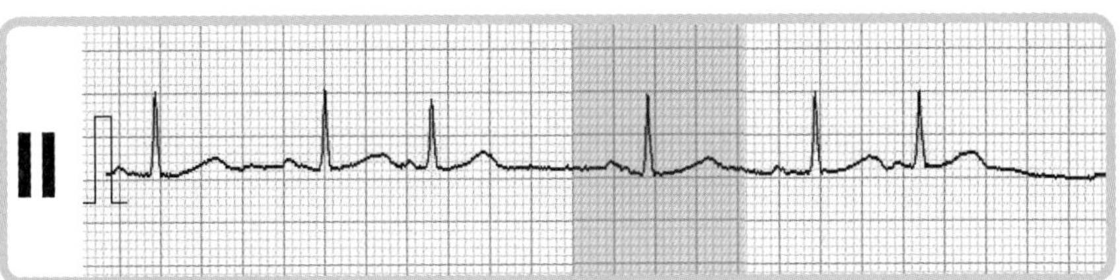

図 8-2 II 誘導のみ抜粋

*1 洞は洞収縮，期は期外収縮を示す.

図8-3 の緑枠部分

II
QRS
P
SN
各地下フロア
S-A　B1F
A　B2F
A-V　B3F
V　B4F

SN　：洞結節
S-A　：洞結節－心房
A　：心房
A-V　：房室接合部（心房－心室）
V　：心室

：洞結節の興奮
：洞房伝導（洞結節から心房に伝導）
：心房興奮/収縮
：房室伝導（心房から心室に伝導）
：心室興奮/収縮

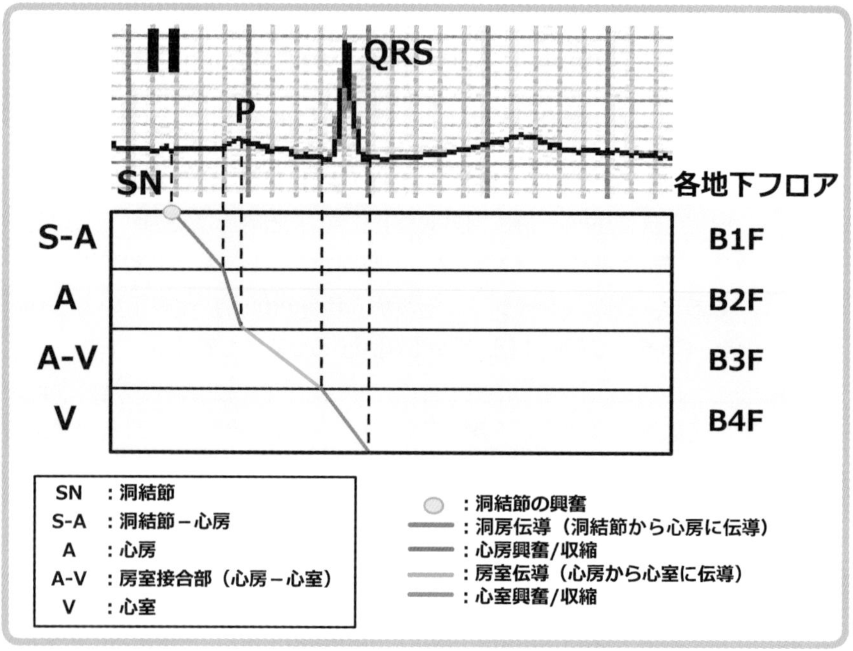

図8-3 洞収縮のラダーグラム（正式版）

図8-2 のピンク色枠で示されているのは，何の変哲もない「洞収縮」です．さて，問題は「ラダーグラム」のほう．この言葉，ご存じですか？　知っているという方は，かなり心電図の勉強が進んだ人です．ボクの予想では，この用語を初めて聞いたよ，という方も少なくないのではと思います．ですから，今回のメインテーマは次の２つです．

1)「ラダーグラム」とは何なのか？
2) 洞収縮の「ラダーグラム」をどう描くか？

地下に広がるラダーグラムの世界

『心電図とは何ですか？』…この質問をされたら，「心臓内を電気が流れることで心房や心室が活動するさまを表現した波形」とボクは答えます．別に普通でしょ？　この場合，四肢と胸部につけた電極から構築される体表面心電図のことを指します．つまり，通常の心電図には，心房や心室の収縮・拡張といった，実際に“目で見える”活動の様子，いわば最終的な「結果」だけが表現されているわけです．

一方，今回扱うラダーグラム（laddergram）またはラダー・ダイアグラム（ladder diagram）は少しコンセプトが違います．“ラダー”とは“はしご”を意味するので，直訳すると「はしご図」です(実際にこう呼ぶ人は少ない)．何拍も続く心収縮が描かれた実際の図を遠目に見ると，確かにそう見えます．これは，電気刺激が心臓内を辿る「過程」を中心に描いた，いわゆるダイヤグラムのことなんです．普段，交通機関の運行表を略して“ダイヤ”と呼んでいる，あれです．

ここで余談ですが，体表面心電図が完成された“製品”（たとえば自動車）だけを見ているものだとしたら，ラダーグラムは自分が乗るメカ（自動車や電車…）の“内部構造”を把握すること．物が出来上がる工程や実際に動くしくみは多くの人にとっては不必要・無意味なのかもしれませんが，これらを知ることで，より使いやすく愛着の念を抱くのはDr. ヒロだけ？

この心電図界の“ダイヤ”（運行表）であるラダーグラムでは，電気刺激が伝わっていく「過程」が描かれるので，心房や心室で実際に起きていることはもちろん，普通の体表面心電図では表現されない，“見えない”P 波や QRS 波についても表現できる点がスゴイのです．体表面心電図を上段にしてラダーグラムを下段に描いた様子は，さながら地下の見取図です．心電図を見ながらラダーグラムを描くことは，ボクたちの想像力をかき立て，不整脈の成因を理解するのに有効だと思います．

ただ，残念ながら，昨今の多くの教科書や医学部・卒後研修において，ラダーグラムが取り上げられることはあまりありません．ですから，このテキストではあえて紹介し，皆さんにその有用性を実感してもらいたいと思っています．

洞調律のラダーグラムを描こう

今回は，ラダーグラムを描画する上での“イロハ”の“イ”について，図 8-2 の網掛け部分に示された洞収縮を例に，ラダーグラムの描き方を解説します 図 8-3 .

ボクが“地下の見取図”と言った意味がわかってもらえますか？このように，ラダーグラムは心電図を上に置き，その下に描いていきます．この 図 8-3 は“地下 4 階”までありますね．“階”に相当する用語としては，「tier」ないし「row」という英語が用いられます．

刺激伝導系を思い浮かべると，はじめに洞結節が興奮し，心房内の導線を電気が流れて心房筋が収縮します．「洞結節」（SN）の興奮は体表面では見えないので，P 波の「はじまり」よりも少し手前になるように“地下 1 階”の天井部分に黄色丸を描きました．教科書によっては「×」や「*」などの記号が用いられますが，いずれも洞結節の興奮を表します．続いて洞結節の黄色丸と P 波の「はじまり」を結びましょう（ピンク線）．“地下 1 階”は「洞結節-心房」（S-A）の経路を示すフロアで，これで刺激が心房（A）に到達します（「洞房伝導」といいます）．

“地下２階”は「心房」（A）フロアで，P波の「はじまり」からスタートです．次の“中継点”はP波の「おわり」ではなく頂点部分．これがミソで，同時点で“地下３階”の「房室結節」（AVN）周囲の興奮が始まるとされるからなんです．誘導によってはP波もきれいな“山型”ではないため（例：二相性），その場合は“真ん中”あたりを選びましょう（その辺アバウトでOK）．P波の「はじまり」と「頂点」を結ぶ赤線が心房興奮/収縮を表すことになります．

ここから先は意外にカンタンです．“地下３階”は心房（A）と心室（V）との“つなぎ目”となるフロアで，正確には「房室接合部」（A-V）フロアと呼んで下さい．実はここがラダーグラムを理解するうえで“要”となる部分です．「AVN」と表記している本もあり，その意味ではおおむね「房室結節」と思っても悪くはないです．P波の「頂点」（赤線の終着点）とQRS波の「はじまり」とを結べば“地下３階”の房室接合部フロアは完成です．ここが心房から心室への房室伝導と呼ばれる時間帯に相当します（心電図ではPR［Q］部分になる）．緑線を見ると，ほかの階よりも傾きが緩やかで，この部分の電気伝導がほかよりも遅いことをラダーグラムは見事に反映しているんです．

そして最後の“地下４階”は「心室」（V）フロアです．青線のようにQRS波の「はじまり」と「おわり」を結べばOKなので簡単です．以上で４本の折れ線からなる正常洞収縮のラダーグラムが完成しました．慣れてきたらササッと描けるようになりますよ．

今回はここまで．ラダーグラムを紹介し，正常洞収縮を地下４階建てに描く方法について解説しました．初めて聞いたことばかりだったかもしれませんね．次回も同じ症例を用いて，一歩進んだラダーグラムの描画法を扱います．お楽しみに！

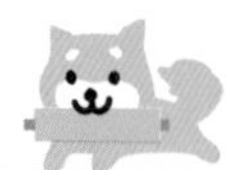

Take-home Message

- 想像力を働かせてラダーグラム（ラダー・ダイアグラム）を描こう.
- 心内の電気伝導の「過程」を知ることで，不整脈を目で見える形で理解できる！

CHAPTER 9

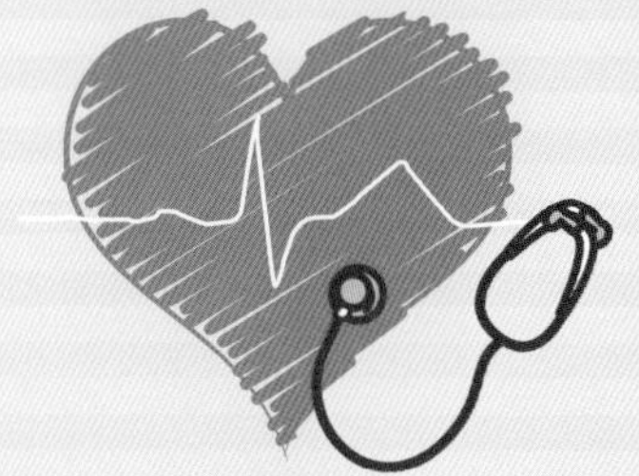

ラダーグラムを描こう～心電図には秘密の"地下世界"がある?～（後編）

本章のテーマ

- 心房，房室接合部，心室の 3 層に簡略化した洞調律のラダーグラムが描けますか？
- 心房期外収縮（PAC）による「リセット現象」と前後の R-R 間隔に与える影響がわかりますか？

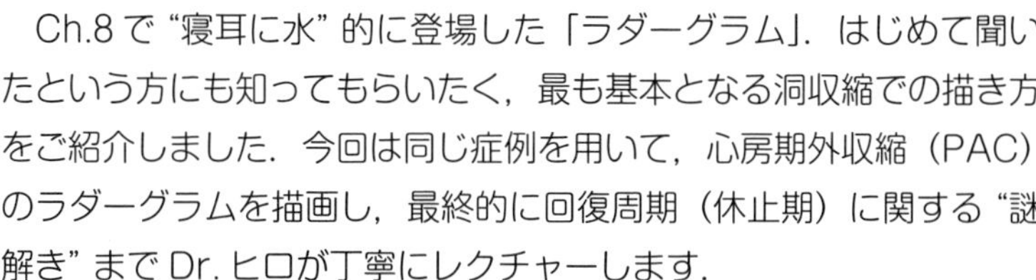

Ch.8 で "寝耳に水" 的に登場した「ラダーグラム」．はじめて聞いたという方にも知ってもらいたく，最も基本となる洞収縮での描き方をご紹介しました．今回は同じ症例を用いて，心房期外収縮（PAC）のラダーグラムを描画し，最終的に回復周期（休止期）に関する "謎解き" まで Dr. ヒロが丁寧にレクチャーします．

50 歳，男性．約 1 年前に心房細動（AF）に対するカテーテルアブレーションを受けた．時折動悸は自覚するが，いずれも短時間で，術後に AF 再発は確認されていない．以下に定期外来での心電図を示す 図 9-1 ．

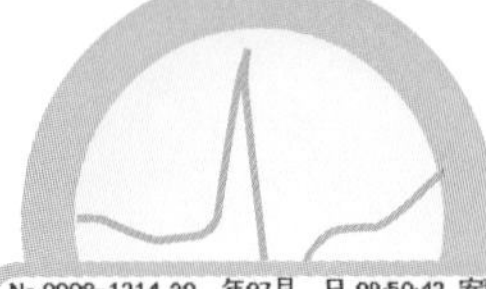

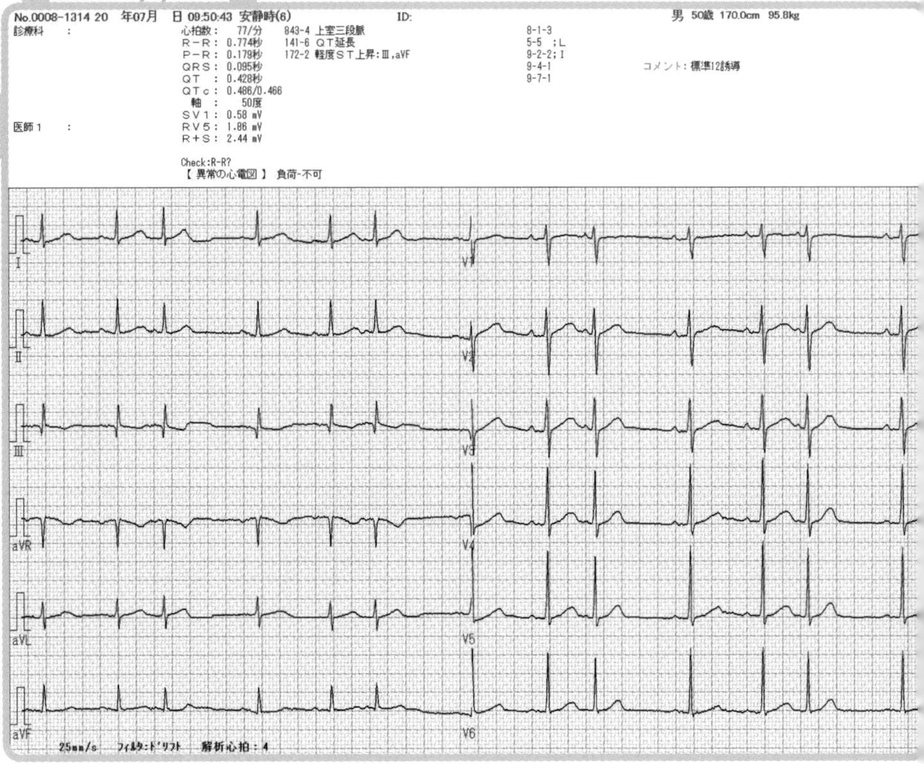

No.0008-1314 20　年07月　日 09:50:43 安静時(6)　ID:　男 50歳 170.0cm 95.8kg

診療科　:

心拍数：　77/分　843-4 上室三段脈
R－R：0.774秒　141-6 ＱＴ延長
P－R：0.179秒　172-2 軽度ＳＴ上昇：Ⅲ,aVF
QRS：0.095秒
QT　：0.428秒
QTc：0.486/0.466
軸　：　50度
SV1：0.58 mV
RV5：1.86 mV
R+S：2.44 mV

8-1-3
5-5 ;L
9-2-2; I
9-4-1
9-7-1

コメント：標準12誘導

医師 1　:

Check:R-R?
【 異常の心電図 】 負荷-不可

I　II　III　aVR　aVL　aVF　V1　V2　V3　V4　V5　V6

25mm/s　フィルタ:ドリフト　解析心拍：4

図 9-1 心電図（定期外来）（図 8-1 再掲）

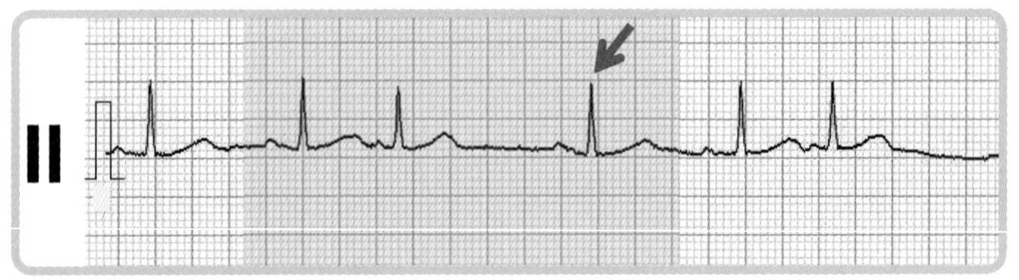

図 9-2 Ⅱ誘導のみ抜粋

Ⅱ誘導を抜粋して示す 図9-2 ．黄色の枠のうち3拍目（↙部分）の洞収縮に関して，心房，房室接合部，心室の3つの階層からなるラダーグラムを描け．

図9-3 の（a）または（b）の緑枠部分

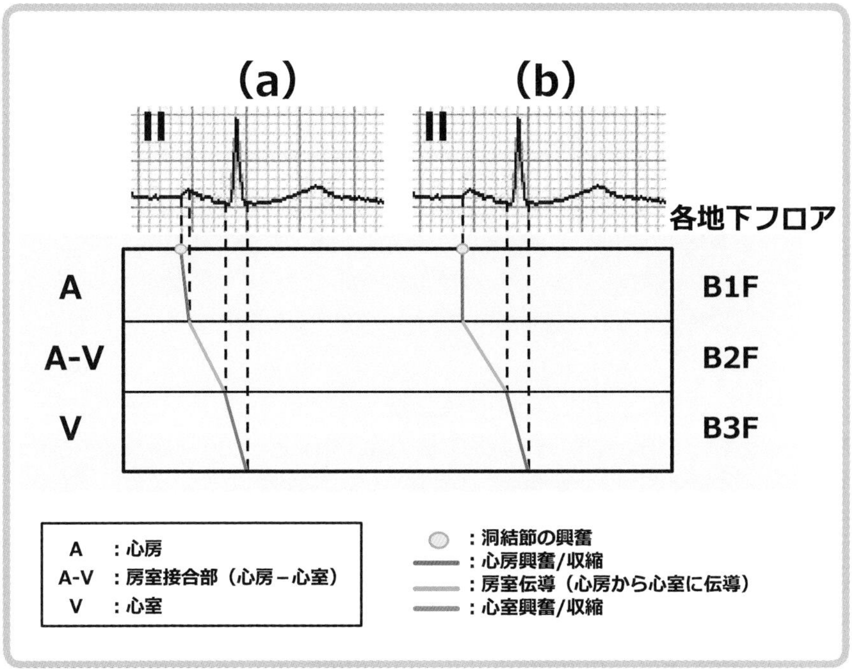

図9-3 洞収縮のラダーグラム（簡易版）

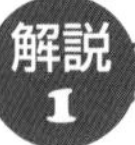

前回は正式版のラダーグラムとして，洞調律での「洞結節-心房」の階層を含む“地下4階建て”で描く方法を解説しました．“中継点”に関して要所要所でポイントがあったので，忘れている方は復習しましょう（☞ Ch.8）．しかし，実際には「心房」（A），「房室接合部」（A-V）そして「心室」（V）の3つだけを用いた簡易版のラダーグラムが好まれます．この問題では，前回とまったく同じ洞収縮を用いて“地下3階建て”ラダーグラムの描き方に慣れてもらいます．

簡易版ラダーグラムで十分

洞収縮ラダーグラムの正式版は地下4階からなるのでした（☞ Ch.8）．ただ，体表面心電図には記録されない“洞結節まわり”の興奮伝導を想像して描くのは「仮定」の要素が強いためか，あまり好まれない傾向にあります．専門医レベルでは洞結節興奮の「はじまり」を推定する計算法もありますが，ここでは省略します．

実際に多用されるのは 図9-3 のように「洞結節-心房」（S-A）フロアの部分を省略した簡略版です．（a）と（b），2種類どちらでもOKなので，この描き方を伝授しましょう．

一目でこれは“**地下3階建て**”とわかりますね．まず（a）の方は正式版のラダーグラムから「洞結節-心房」（S-A）フロアを除いただけのものです．

「心房」（A）フロアの天井に黄色丸が描かれており，これだけで洞結節に由来する収縮であることを示します．洞結節が興奮し，間髪入れずに心房が興奮するようなイメージですかね．

（b）も頻用される描画様式です．仮定の一種であった心房の「頂点」うんぬんをやめて，心房収縮をＰ波の「はじまり」から "縦棒一本"（垂直線）で表現しています．QRS 波（心室）は脚ブロックなどの伝導障害で幅広（wide）になったりしますが，Ｐ波（心房）ではあまり問題とならないからです．洞結節の "号令" が瞬時に心房全体に行き渡り，ほぼ同時に収縮するというモデルで良しとするのです．よって，「問題 1」の解答は 図 9-3 の（a）または（b）のいずれでも可とします．

問題 2

図 9-2 の黄色の枠部分に示した期外収縮を含む 3 心拍のラダーグラムを描け．

解答 2

図 9-4 の緑枠部分

解説 2

ラダーグラムの世界にはだいぶ慣れてきましたか？　今回の症例は AF アブレーション後の心房期外収縮（PAC）頻発例です．今回，ボクが伝えたい点は，"洞-期-洞[*1]" 部分（図 9-2 黄色の枠）のラダーグラムの描き方です．実はそこに，PAC 心電図のエッセンスがあるのです！

[*1] 洞は洞収縮，期は期外収縮を示す．

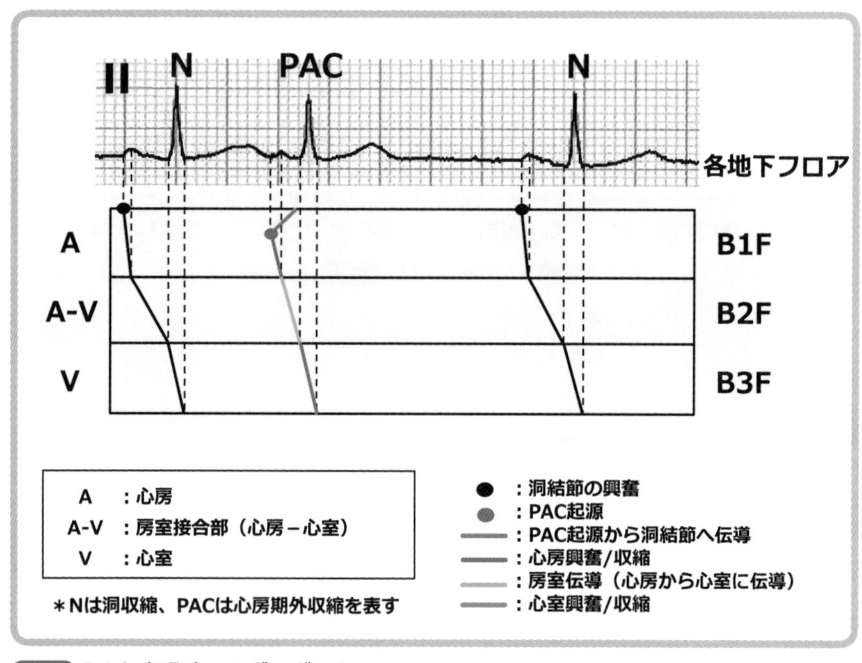

図9-4 PAC出現時のラダーグラム

PACのラダーグラムはどう描く？

図9-2 の黄色の枠部分では中央の心拍が心房期外収縮，両サイドが洞収縮です．はじめての人のために，先に正解を示して解説を加えることにします 図9-4 ．前者はそのまま「PAC」，後者を「N」とラベリングして示してあります．

2拍の洞収縮は 図9-3 の簡易版（a）を採用し黒色で描きました（これは「問題1」そのままです）．真ん中のPACの「心房」（A）フロアにご注目！

当然ですが，PACの場合，一番先に興奮するのは洞結節ではなく心房の一部です．これを天井のやや下に赤丸で示してあり，タイミング的にはP′波（PACの心房波）の「はじまり」です．前後の洞収縮での様式にあわせ，「心房」（A）フロアは最早期点から下方へはP′波の頂点を結ぶ線（赤線）とし，以下の「房室接合部」（A-V）と「心室」（V）フロアはQRS波の「はじまり」と「おわり」を意識すれば描けるでしょう．よく見ると，「房室接合部」（A-V）フロアの傾き（緑線）が他より急で，これはPR間隔（時間）が短いということです．伝わるスピードが速いというよりは，洞結節と比べて房室結節に近い場所から出たPACなのかなぁ…そんなふうに想像力をかき立てます．これで赤丸より下はすべて描けました．

逆行性興奮とリセット現象

注意深い人は，"＋α"に気づいたのでは？　赤丸から右上方へ向かう紫線があり，実はPACラダーグラムの最大の特徴はココです．これは電気刺激が「PAC起源（心房）→洞結節」のように通常とは逆方向に流れ，洞結節が外部から強制的に興奮させられます（受動的な興奮のため，「心房」（A）フロアの天井に丸（●）は打ちません）．PAC起源よりは遅れますが，通常の洞周期から予想される興奮タイミングよりは早いのですよね？　これを「洞周期がリセットされた」と表現するか，またはリセット現象と呼びましょう．

このリセット現象をPACによる一種の"ちゃちゃ入れ"ととらえて下さい．この一拍だけ洞結節は取り乱し，平常よりも早く興奮しますが，以後はそんなことを忘れたかのようにまた"マイペース"（洞周期）でリズムを刻みます．なんでこんなことを詳しく言うのかって？　…それは，この性質がPACとPVCとで決定的に違うからです．

Ch.7で，"ニバイニバーイの法則"として，前後の洞収縮の間隔が洞周期の2倍になる性質からPVCは"上品"だと紹介しました．これはPVCがだいぶ遠方で生じる結果，PACみたいに洞結節のペースに介入できないためです（PVC は洞周期をリセットしないということ）．「回復周期」（休止期）という言葉を思い出せば，これが「代償性」となる理屈と同義です．PAC の場合，“9 分 9 厘” まずこうなることはありません．一方，前回の「問題 1」で尋ねたように，一般的な PAC の休止期は**非代償性**で，“洞-期-洞” の “洞-洞” 間隔が洞周期の 2 倍よりも短くなるという特徴があります．これも洞周期が早めにリセットされるためと理解しておけば，「えーっと，長くなるんだっけ，それとも短い？」のように悩むこともなくなるでしょう．

PVC と比べて PAC は “下品” というコトバが適切かどうかは不明ですが，洞結節のペースを乱し前倒しで興奮させる PAC の挙動は，そう言われても仕方ない？　言葉が若干ややこしいですが，距離的に洞結節に “ちゃちゃ入れ” しやすいのがどっちか考えましょう．一方，PVC に備わった “ニバイニバーイの法則” の理由は，次の Ch.10 でラダーグラムを用いて解説してみせましょう．

地下ゲームの記憶～不整脈の世界への誘い？

Dr. ヒロが小学生のとき，ファミコンブームが起きました．好きだったゲームの一つが『ロード・ランナー』という，はしごを登ったり降りたりして金塊を集めるアクション・パズルゲーム．当時のボクにはなかなかクリアできない “難問” ステージがいくつもありました．それを見ていた母が，「もし難しいのなら最初に紙に地形と手順を図で描いてみたらどう？」と教えてくれました．以後，鉛筆片手にスーパーの広告の裏紙か何かに “地下世界” の行動マップを必死に描き，寝ても覚めても攻略法を考えました．

心電図や不整脈に興味を持ち，ラダーグラムに出会ったとき，どことなく “懐かしい” 感じがしたのは，こうした記憶が蘇ったからかもしれないですね（笑）．

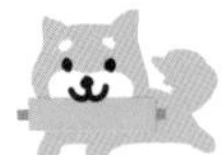

Take-home Message

- PAC のラダーグラムが正しく描けるようになろう
- PAC が“二バイ二バーイの法則”を満たさない理由は，洞結節に“ちゃちゃ入れ”する「リセット現象」で説明できる！

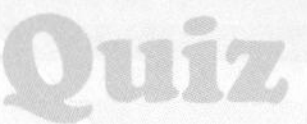

※解答は 110 ページ

クイズで問うている問題は，主に本章で扱った内容に関するものです．ただ，それだけで満足せず，常に心電図の発する全情報（“メッセージ”）を漏れなく拾い上げ，その意味するところを患者さんの病態とつけ合わせるクセをつけましょう．

症例 1

76 歳，男性．健康診断にて記録された心電図を示す 図 Q9-1 ．

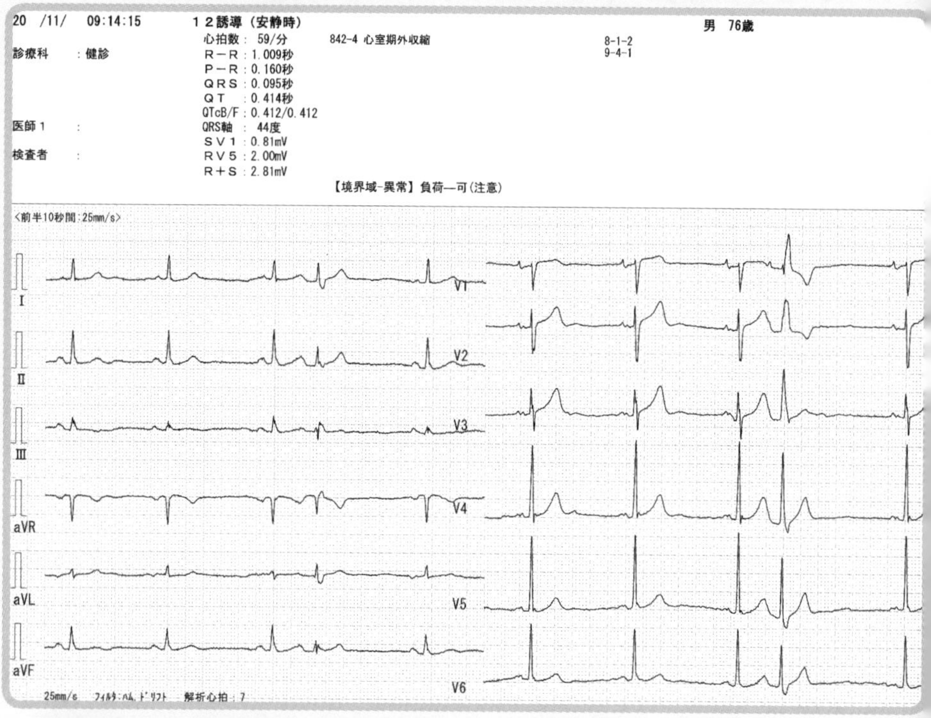

20 /11/ 09:14:15　１２誘導（安静時）　男 76歳
診療科 ：健診
心拍数： 59/分　842-4 心室期外収縮　8-1-2　9-4-1
Ｒ－Ｒ：1.009秒
Ｐ－Ｒ：0.160秒
ＱＲＳ：0.095秒
ＱＴ ：0.414秒
QTcB/F：0.412/0.412
医師 1 ：
QRS軸 ： 44度
ＳＶ１：0.81mV
検査者 ：
ＲＶ５：2.00mV
Ｒ＋Ｓ：2.81mV
【境界域-異常】負荷—可（注意）
<前半10秒間：25mm/s>
I　II　III　aVR　aVL　aVF　V1　V2　V3　V4　V5　V6
25mm/s　フィルタ：ハム，ドリフト　解析心拍：7

図 Q9-1 心電図（健康診断）

問題 1　心電図 図 Q9-1 で，肢誘導での期外収縮はどれか．

問題 2　V_1 誘導を抜粋して示す 図 Q9-2 ．収縮 A の QRS 波形および間隔 B，間隔 C，間隔 D の関係に注目して，自動診断による「心室期外収縮」が正しいか答えよ．

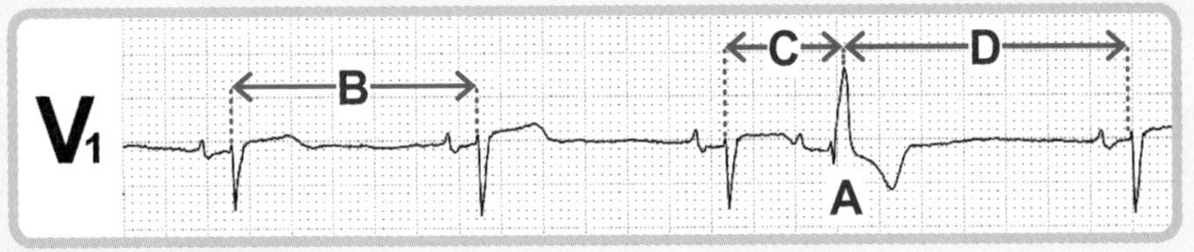

図 Q9-2 V_1 誘導を抜粋

症例 2

47 歳，男性．健康診断にて記録された心電図を示す 図 Q9-3 .

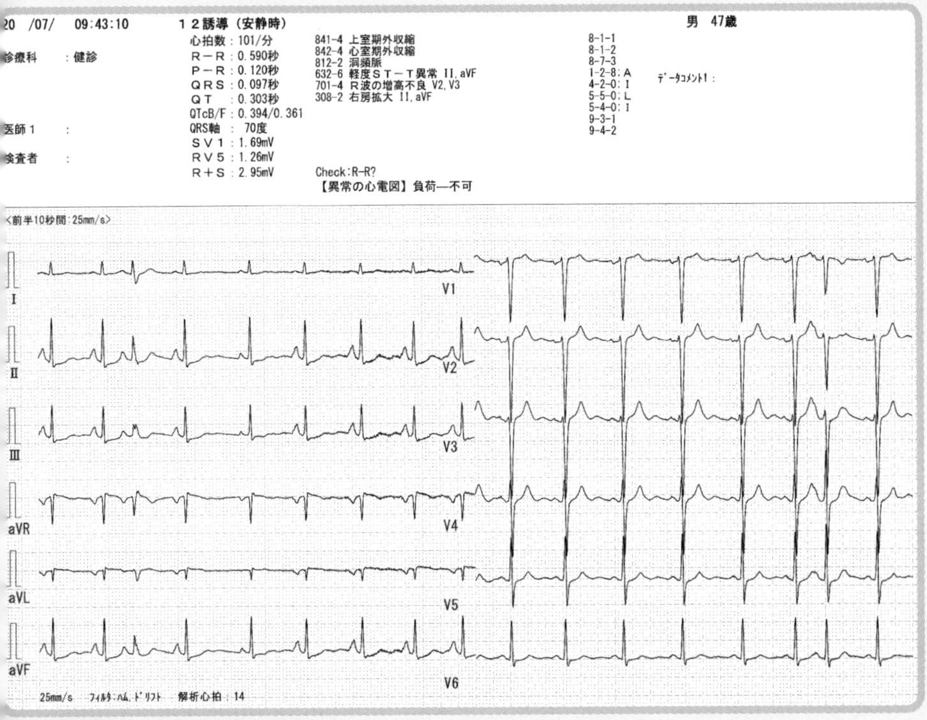

20 /07/ 09:43:10 １２誘導（安静時） 男 47歳

診療科 : 健診

医師１ :

検査者 :

心拍数 : 101/分
Ｒ－Ｒ : 0.590秒
Ｐ－Ｒ : 0.120秒
ＱＲＳ : 0.097秒
ＱＴ : 0.303秒
QTcB/F : 0.394/0.361
QRS軸 : 70度
ＳＶ１ : 1.69mV
ＲＶ５ : 1.26mV
Ｒ＋Ｓ : 2.95mV

841-4 上室期外収縮
842-4 心室期外収縮
812-2 洞頻脈
632-6 軽度ＳＴ－Ｔ異常 II, aVF
701-4 Ｒ波の増高不良 V2, V3
308-2 右房拡大 II, aVF

Check:R-R?
【異常の心電図】負荷—不可

8-1-1
8-1-2
8-7-3
1-2-8: A
4-2-0: I
5-5-0: L
5-4-0: I
9-3-1
9-4-2

ﾃﾞｰﾀｺﾒﾝﾄ1 :

<前半10秒間:25mm/s>

I II III aVR aVL aVF V1 V2 V3 V4 V5 V6

25mm/s フィルタ:ハム,ドリフト 解析心拍 : 14

図 Q9-3 心電図（健康診断）

問題 3 心電図 図 Q9-3 の所見として誤っているものを選べ.

1) 洞（性）頻脈　2) ST 低下　3) 右房拡大
4) 完全右脚ブロック　5) R 波の増高不良

問題 4 **肢誘導を抜粋して示す** 図 Q9-4 **．３拍目の期外収縮の起源はどこか？**

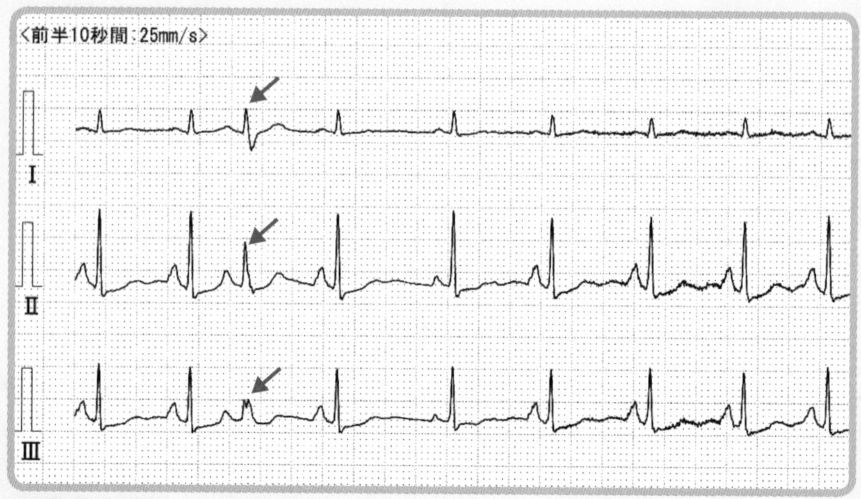

図 Q9-4 肢誘導（Ⅰ～Ⅲ）のみ抜粋

症例 3

84 歳，男性．健康診断にて記録された心電図を示す 図 Q9-5 ．

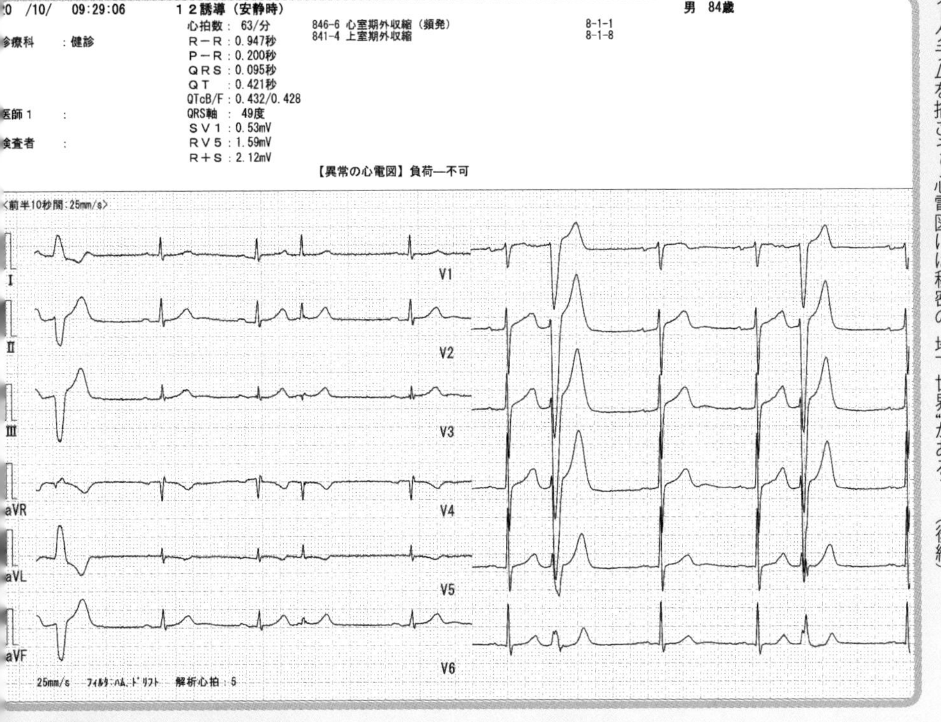

図 Q9-5 心電図（健康診断）

✓問題 5　心電図 図 Q9-5 を見て，正しい方を選べ．

肢誘導 4 拍目は（ア：心房，イ：心室）期外収縮である．

✓問題 6　心電図 図 Q9-5 の胸部誘導の 2 拍目，5 拍目は「心室期外収縮」で良いか？

解答と解説

症例 1

問題 1　4 拍目

この心電図 図 Q9-1 のように洞収縮が大半を占める場合，期外収縮の指摘は容易である．R-R 間隔が整な状態が崩れるとき，期外収縮が原因であることが多い．肢誘導の 4 拍目が期外収縮である．

問題 2　正しくない（心房期外収縮）

自動診断に全幅の信頼を置いてはいけないという好例．心電計は収縮 A を「心室期外収縮」（PVC）と認識しているわけである．
『線香とカタチと法被（はっぴ）が大事よね』の語呂合わせと用語を復習しよう（☞ Ch.7）．
B: 洞周期，C: 連結期，D: 回復周期（休止期）
・「線香」　　→先行度あり
・「カタチ」　→洞収縮と異なる QRS 波形
・「法被」　　→ QRS 幅は広い（wide），先行 P 波あり
・「大事よね」→非代償性（リセット現象）

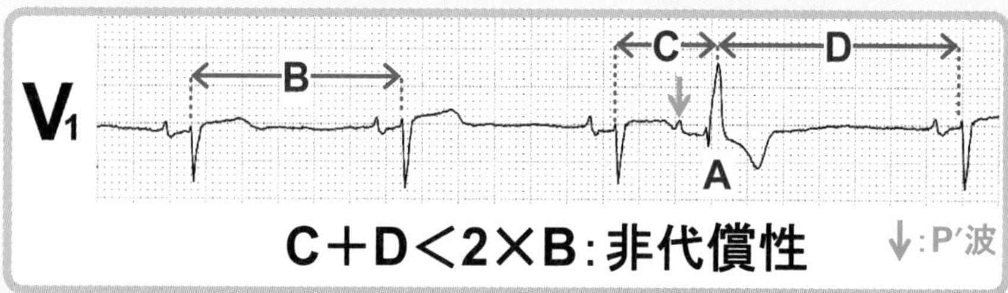

図 Q9-6 V_1 誘導を抜粋（解説）

期外収縮（A）を挟む R-R 間隔（C+D）に着目すると，“ニバイニバーイの法則” が満たされない（C+D<2×B）．T 波の下行脚部の P′ 波（図 Q9-6 中↓）に気づけば，収縮 A が「心房期外収縮」（PAC）であるとわかる．本文中で取り上げた（心室内）変行伝導が生じており，このように右脚ブロック波形になるのが典型的とされる．肢誘導 4 拍目も同様である．
なお，本例の場合，正確には連結期，回復周期（連結期）は各々 P（3 拍目）-P′，P′-P（5 拍目）で定義されるが，R-R 間隔で代用した．

JCOPY 498-13702

症例 2

問題 3 4)

いつも基本に忠実な心電図判読をすべきである．洞収縮の QRS 幅は正常（狭い）である．

■系統的判読*■ 図 Q9-3

R-R 間隔：不整（期外収縮），心拍数 102/分（検脈法：10 秒間），イチニエフの法則：YES／（P 波形）右房拡大（Ⅱ・Ⅲ・aV_F）／（異常 Q 波）Q 波（aV_L）／（QRS 波）向き：正常，高さ：正常，幅：正常（狭い）／（ST 偏位）ST 上昇：なし，ST 低下：Ⅱ・Ⅲ・aV_F・V_5・V_6／（T 波）陰性 T：なし／PR（Q）間隔：正常，QT 間隔：正常，その他：R 波の増高不良（RV_3<3mm）

問題 4 心房

他の洞収縮と QRS 波形が異なるという理由だけで「心室」起源と決めつけてはいけない．Ⅱ誘導に着目してみよう．本来平坦に見える T 波部分に P 波があり（P' 波），期外収縮（QRS 波）に先行している．さらに，回復周期（休止期）が非代償性であることからも，3 拍目が「心房」期外収縮（PAC）だとわかる．前問同様，「(心室内）変行伝導」を伴う PAC を取り上げた（右脚ブロック型）．胸部誘導 7 拍目も PAC だが，正常な房室伝導していることにも注目したい．

■心電図診断■ 図 Q9-3

・洞（性）頻脈
・心房期外収縮（散発性：一部に心室内変行伝導を伴う）
・右房拡大
・R 波の増高不良
・ST 低下（Ⅱ・Ⅲ・aV_F・V_5・V_6）

症例 3

問題 5 ア

肢誘導 2，3 拍目は洞収縮である．4 拍目の QRS 波形はこれら洞収縮とおおむね同形で，QRS 幅も狭く，前拍（3 拍目）の T 波頂上付近に "隠れ P 波"（P' 波）があることに気づけば，「心房期外収縮」（PAC）と診断できるだろう．心電計の自動診断「上室期外収縮」がこれに相当する．

* 「系統的判読」の方法は，「Season 1」または本書 p.xii「Dr. ヒロ流！心電図判読メソッド」を参照下さい．

問題6　良くない（[心室内] 変行伝導を伴う心房期外収縮）

胸部誘導の2拍目，5拍目は明らかに幅広な（wide）QRS波を示し，V_1：rS型，V_6：RR′型（☞ Ch.2）であり，「左脚ブロック」型を示している．自動診断は，肢誘導1拍目も含めて，これを「心室期外収縮（頻発*）」と判読している．これは正しいかと尋ねるのが本問の趣旨である．

ここでも『線香とカタチと法被（はっぴ）が大事よね』を注意深く確認すれば，実は先行するP′波があり（図Q9-7中↓），期外収縮後の休止期（回復周期）も非代償性であることに気づくだろう．つまり，この期外収縮は“ニバイニバーイの法則”を満たさないのである．“ニバイニバーイの法則”は「心室期外収縮」（PVC）が必ずと言っていいほど従うルールであり，つまりこの期外収縮はPVC「でない」ことが示唆される．前2症例とともに本例もPACの（心室内）変行伝導である．これが自信をもって宣言できたのなら，本章の内容はほぼ完璧にマスターできていると言ってよい．

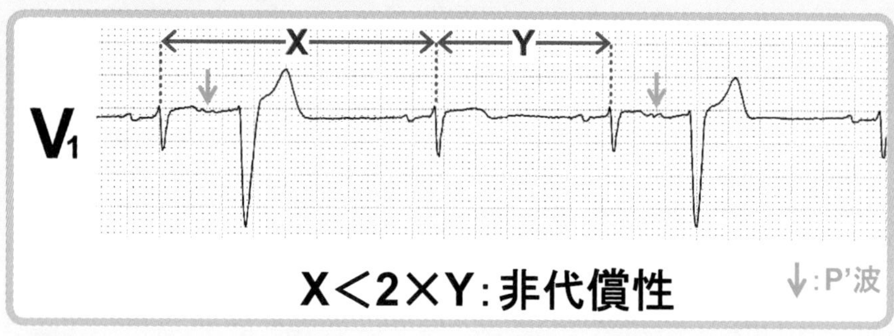

図Q9-7 V_1 誘導を抜粋（解説）

つまり，心電図 図Q9-5 で認められる4拍の期外収縮はすべて「心房」起源，すなわちPACであり，肢誘導4拍目以外の3拍は左脚ブロック型の（心室内）変行伝導を伴っていることになる．

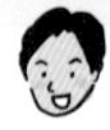

Dr. ヒロ's アドバイス

PACの（心室内）変行伝導は，QRS波形が右脚ブロック型を呈することが大半だが，本例のように左脚ブロック型となるケースもまれにある．

* 左右の10秒間に期外収縮が3拍以上出ているとき，「頻発（性）」と表示する心電計が多い．

CHAPTER 10

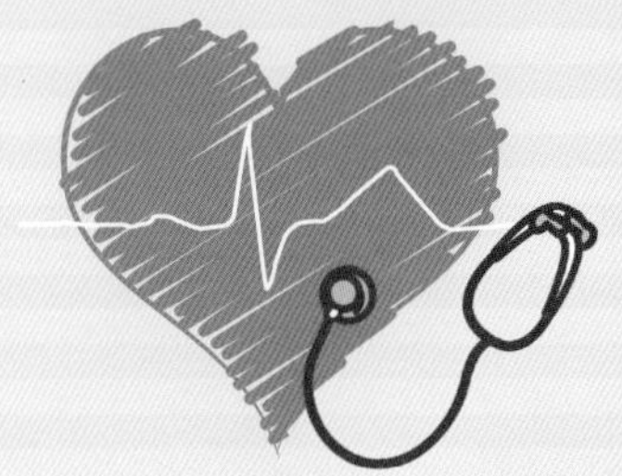

“上品な”不整脈のトリセツ

本章のテーマ

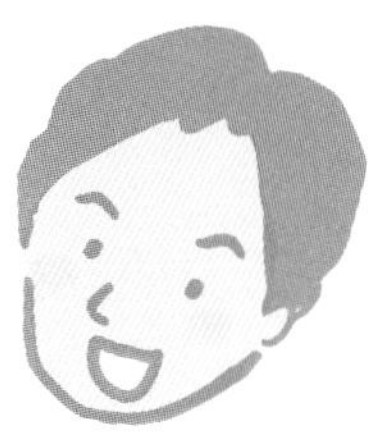

- 不応期って何でしょう？　2種類の不応期がどう違うか説明できますか？
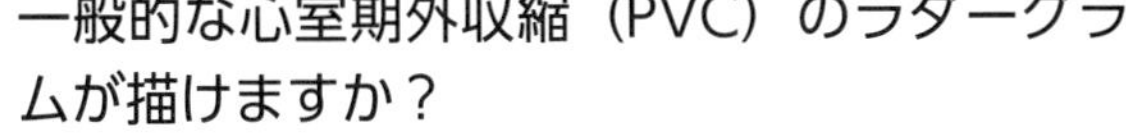
- 一般的な心室期外収縮（PVC）のラダーグラムが描けますか？

本章は2018年8月末から隔週連載でスタートした『Dr. ヒロのドキドキ心電図マスター』（CareNet）が1周年を迎えた記念すべき回のものなんです．すべてはボクの執筆を支えて下さる多くの方々，そして何より読者の皆さまのおかげです．でもね，1年とは言っても正直まだ全然話し足りない！　心電図には魅力的な話題があと2倍，5倍，いや10倍はあるんですよ！（ただのオシャベリなだけかも…）今回は，ここ数回で登場した「ラダーグラム」を用いて，心室期外収縮（PVC）が守る“ニバイニバーイの法則”の秘密にDr. ヒロが迫ります！

68歳，男性．心筋症のため循環器科に通院中．以下に定期外来での心電図を示す 図10-1 ．

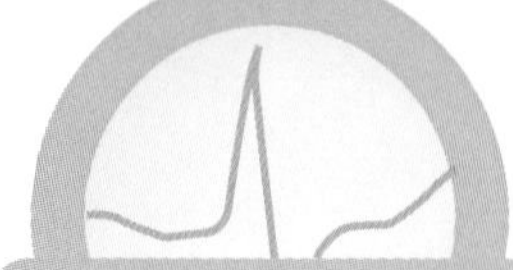

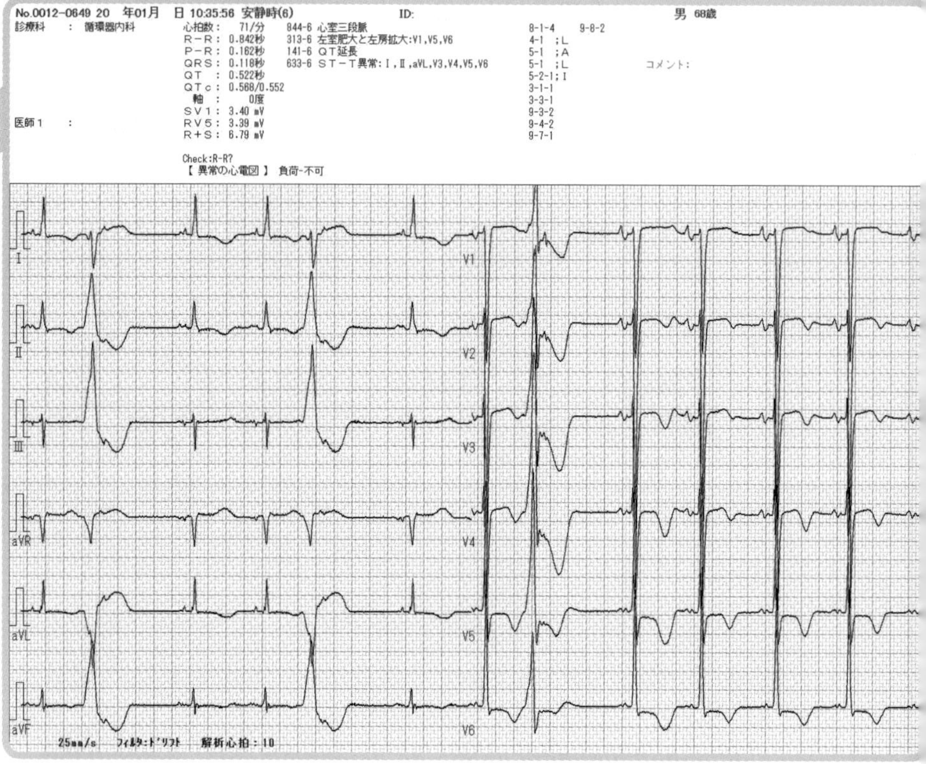

No.0012-0649 20　年01月　日 10:35:56 安静時(6)　ID:　男 68歳
診療科　：　循環器内科
心拍数： 71/分　844-6 心室三段脈
R－R： 0.842秒　313-6 左室肥大と左房拡大:V1,V5,V6
P－R： 0.162秒　141-6 QT延長
QRS： 0.118秒　633-6 ST－T異常：I，II，aVL，V3，V4，V5，V6
QT　： 0.522秒
QTc： 0.568/0.552
軸　：　0度
SV1： 3.40 mV
RV5： 3.39 mV
R+S： 6.79 mV
医師1　：
Check:R-R?
【 異常の心電図 】 負荷-不可
8-1-4　9-8-2
4-1　;L
5-1　;A
5-1　;L
5-2-1; I
3-1-1
3-3-1
9-3-2
9-4-2
9-7-1
コメント:

I　II　III　aVR　aVL　aVF　V1　V2　V3　V4　V5　V6
25mm/s　フィルタ:ドリフト　解析心拍：10

図 10-1 心電図（定期外来）

問題 1

心電図所見として誤っているものを 2 つ選べ.

1）左房拡大　　2）心室期外収縮
3）心房期外収縮　　4）右室肥大
5）QT 延長

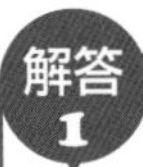

3)，4)

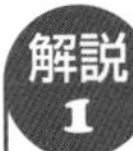

「心筋症」および「循環器科に定期通院」というフレーズから何らかの心臓病がありそうな准高齢者[*1]ですね．1 問目はいつもと同じ．「系統的判読」で読んでいきましょう（☞ [Season 1] Ch.1）．

1) ○：ここは "ピッタリ" 部分の確認．本例では，II と V_1 誘導に着目すれば，以下の「左房拡大」の基準にほぼ該当します 図10-2 ．
2) ○：大半を占める心拍の P 波は "イチニエフの法則" を満たすので，基本的には「洞調律」で OK です．残る肢誘導 2，5 拍目と胸部誘導 2 拍目だけ QRS 波形が異なっています．洞周期から予想されるタイミングよりも "先行" して出て，どう見ても異質なカタチ，幅広（wide）で P 波の随伴もありません．これは「心室期外収縮」（PVC）でいいでしょう．
3) ×：「心房期外収縮」（PAC）の場合，基本は洞収縮の QRS 波と同じ波形，先行 P 波（P' 波）があるはずですが，これには該当しません．
4) ×：これは "左右違い"（笑）．正しくは「左室肥大」です．左側胸部誘導（V_4～V_6）で QRS 波形同士が重なって見える "密集感" と "ストレイン・パターン"（strain pattern）と呼ばれる典型的な ST-T 変化を認めます（下行型 ST 低下と陰性 T 波

*1 日本老年学会・日本老年医学会 高齢者に関する定義検討ワーキンググループでは，65～74 歳を「准高齢者」，75～89 歳を「高齢者」，90 歳以上を「超高齢者」に区分することを提言している．

の組み合わせ).

5) ○: 今まであまり扱わなかった “バランスよし!” の部分です. QT 間隔 (QRS 波の「はじまり」~T 波の「おわり」) を目視で R-R 間隔の半分以上ないか比べましょう (目視法). 機械に頼るのも一手です. 心拍数による補正値 (QTc) がいずれも上限 450ms (0.45 秒) を大きく越えており,「QT 延長」と言えます.

この方の基礎疾患は「肥大型心筋症」(HCM) でした. いずれの所見も “さもありなん” な典型心電図だと思います.

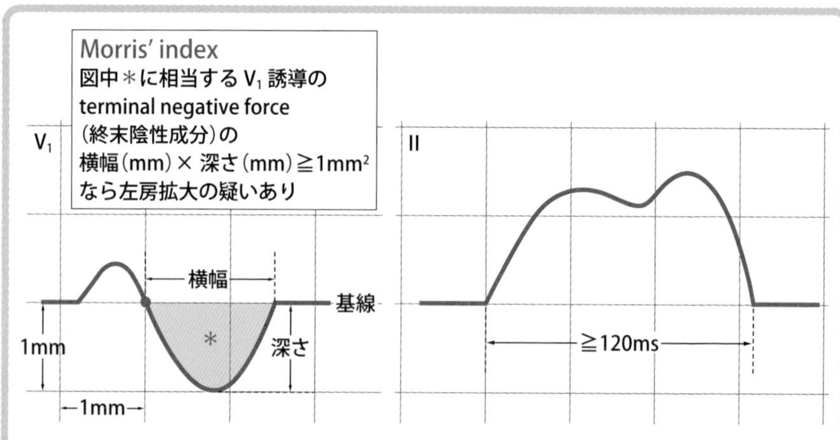

左房拡大の診断基準

1) V_1誘導のP波終末陰性成分の幅×深さ≧1mm² (モリス・インデックス)
2) II 誘導のP波形がノッチを伴った “2こぶラクダ”(二峰性)
3) II 誘導のP波幅≧0.12秒 (120ms : 3目盛り)

図 10-2 左房拡大の診断基準
(杉山裕章. 心電図のみかた・考え方 (応用編). 中外医学社; 2014. p.12-3 を改変)

考えられる心電図診断をまとめると次のようになります.

心電図診断

- 心室期外収縮（頻発性）
- 左室肥大
- 左房拡大*2
- QT 延長

問題 2

肢誘導からⅠ誘導の抜粋を示す 図 10-3 . 本リズム・ストリップ（rhythm strip）のラダーグラムを描け.

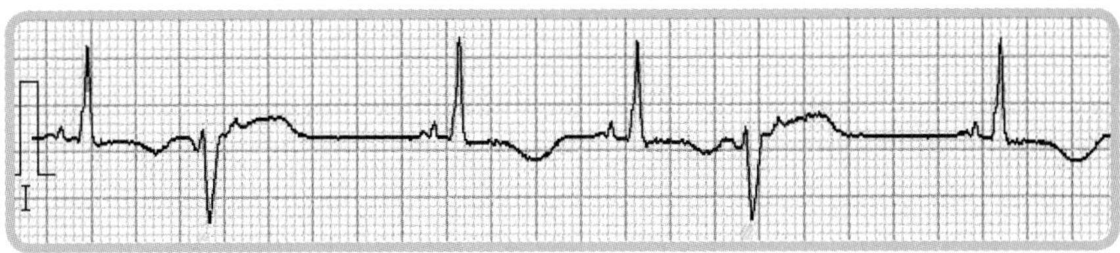

図 10-3 Ⅰ誘導のみ抜粋

解答 2

図 10-4 の緑枠部分

*2 V_1 誘導の P 波の前半成分の波高が高め（2～2.5mm）でもあり「右房拡大」も合併している可能性あり，診断に含めても良い.

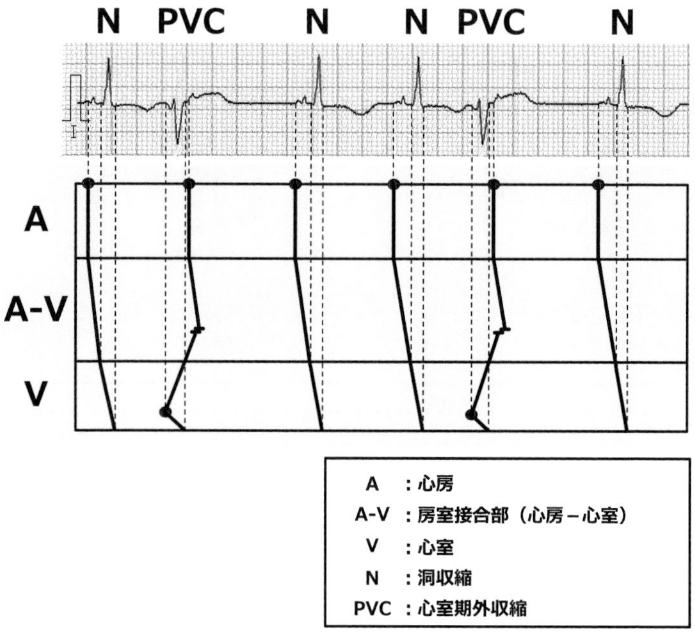

N PVC N N PVC N

A : 心房
A-V : 房室接合部（心房－心室）
V : 心室
N : 洞収縮
PVC : 心室期外収縮

図 10-4 肢誘導（Ⅰ誘導）のラダーグラム

期外収縮の注目ポイントである『線香とカタチと法被が大事よね』（☞ p.75）の“大事よね”は何でしたか？ …ええ，回復周期（または休止期）が「代償性」かの確認です．そして，ここでも出た，ラダーグラム！ 胸部誘導では，洞収縮部分に若干の R-R 間隔に不整（洞［性］不整脈？）があるため，あえて肢誘導で鋭く見やすい P 波のあるⅠ誘導をチョイスしています．このように P 波の識別性が良い誘導を選ぶのも不整脈の攻略に役立ちます．洞収縮では当然 QRS 波の手前，そして PVC では ST 部分か T 波の上行脚に“トンガリ”があり，これが P 波です．デバイダーを当ててみれば，P-P 間隔はほぼ整であることもわかるでしょう（☞ Ch.7）．

PVC 直後の P 波には QRS 波が続かず，この「1 拍抜ける」メカニズムを描くには，「不応期」という概念が必要です．これについて今から解説しましょう．

逆行性シグナルは不応期を残す

今回のレクチャーのポイントは，“お上品” な **PVC のラダーグラム**を描くこと．PVC の “上品さ” とは，洞結節の活動（ペース）には干渉しないことを意味するのでした（☞ Ch.7）．洞収縮のラダーグラムに関しては，前 2 章ですでに扱っていますから（☞ Ch.8, 9），PVC の前後を含む（肢誘導）3〜6 拍目を抜き出して解説しましょう．

ボクがまだまだ若手だった頃，PVC による “脈飛び” は，洞結節，心房を経て下向き（心室方向）に伝わる興奮と，PVC 起源である心室からの上向き（心房方向）興奮とが房室結節あたりで “ぶつかる” ためと思っていました．この「衝突モデル」がまったくダメかと言うとそうではないのですが，実にオシイ．今回は詳しく述べませんが，これでは説明不能な現象（間入性 PVC など）があります．

洞結節にはじまる興奮は刺激伝導系という “高速道路” を通りますから，心房，房室結節までは瞬時に伝わります．ただ，心房から心室への “関所”（房室接合部）を抜けるときだけ少し時間がかかります．“ETC” ではなく，“料金所” で財布から小銭を出して支払っているイメージでしょうか（笑）．一方，多くの PVC は “高速道路”（刺激伝導系）から外れた “片田舎” で発生し，“下道” をノンビリと心房に向かうシグナルを送ります．この片方は「上から下」，もう片方が「下から上」のシグナルは心房と心室の “はざま” である**房室接合部**で拮抗することになります．ここは，ラダーグラムでは「A-V」（房室接合部）と表記されるフロアでした（☞ Ch.8）．P 波と QRS 波の時間的な前後関係を考慮すると，このゾーンに心室からの“逆走”刺激が先に到着し（QRS 波を形成），一部の組織を興奮させます．

ボクはこの所見を見ると，かつてのチビ Dr. ヒロが熱中した『ゼルダの伝説～リンクの冒険～』[*1] に登場し，勇者リンクがマスターする“上突き”と言われる技のイメージが頭をよぎります（笑）．気になる人はどうぞググって（Google）ね．ボク的には“グサッ”と音が出んばかりに“爪痕”を残すイメージです．

実際には，PVC 起源からのシグナルが房室接合部のどこまで突き刺さるかは，出る場所やタイミングなどいくつかの要素が関係します．ただ，「A-V」フロアの一部の心筋延長が強制的に興奮させられた結果，その後しばらく興奮できない“休憩時間”に入るということが大事．“グサッ”と剣でやられて“ウギャー”となって，しばらく傷を癒やすのに時間を必要とするわけで，その時間が不応期（refractory period）ということになります．このように PVC からの“上突き”は体表面心電図には表れない，いわば“空想の産物[*2]”なのですが，不整脈を理解する上で重要なポイントの一つです．この用語は初学者には難しいかと思うので，当面“上突き”でいいと思います．

これより先の話は，やや古典的な概念だと仰せの方もいるかもしれませんが，“ニバイニバーイの法則”を満たす PVC の性質を理解するのに便利なのでご紹介します．いつも言ってますが，“理解した者勝ち”ですから，頭を整理するための知識としては十分「正しい」と思います．

[*1] 任天堂が発売するコンピュータゲームの人気シリーズ．
[*2] 正式名称は不顕（または潜伏）伝導（concealed conduction）．

2種類の不応期とPVCラダーグラム

不応期には2つの時相があります．まず1つ目．興奮した（"上突き"された）直後は"永遠の眠り"かと思わせるような**絶対不応期**[*3]と呼ばれる時期．この間は，いかに大きな声で呼ぼうと，体を揺り動かそうと，電気ビリビリを流そうとも房室接合部の心筋は目覚めません．この時期が一定時間続いた後，心筋たちは**相対不応期**[*4]に突入します．これが2つ目の不応期になります．房室接合部は，"目覚める"準備はしつつもこの時期も基本は"居眠り中"です．つまり心房側からやってくる電気刺激は原則通れないはずなのですが，タイミングなどの関係で"寝ぼけマナコ"で反応してしまうことがあります．その場合，通常よりはだいぶ減速はするものの，洞結節から心室への"使者"の通過を許すことになり，その結果QRS波が作られるのです．

通常のPVCの多くは，回復周期が「代償性」となり，PVCを挟むR-R間隔[*5]が洞周期の2倍となります（☞ Ch.7）．これが"ニバイニバーイの法則"でしたね．そのためには，洞結節が己のペースを乱されずいつも通りに興奮し続けることと洞結節からの興奮が1回遮断される必要があるわけです．前者はPACと違って，PVCでは洞結節の「リセット現象」（☞ p.103）が起こらないことで，そして後者はシグナルが房室接合部の不応期にぶつかって通れないことで理解すればいいのです．

ラダーグラムでは，PVCからの"上突き"が残す不応期のうち「絶対」（ARP）の方にぶつかる様子を描きます．直後の「相対」（RRP）ではありませんよ．そして同時に，PVCの影響は「房室接合部」

---

*3 absolute refractory period（ARP）.
*4 relative refractory period（RRP）.
*5 より正確には「P-P間隔」だが，おおむね「R-R間隔」で代用できる（☞ Ch.7）.

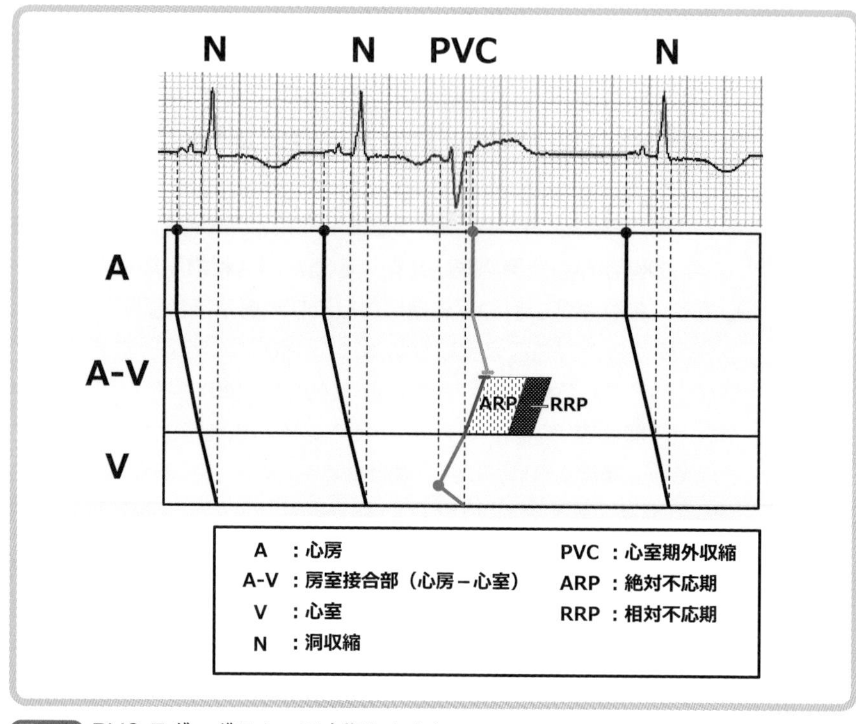

図 10-5 PVC ラダーグラム～不応期とともに～

(A-V) フロアにとどまり，洞結節の興奮ペースに影響を与えないことも理解してもらえるでしょうか．これが干渉しない “上品さ” なんです．以上の様子を 図 10-5 に示すので，カラー線部分にご注目下さい．「不応期」を作り出す PVC からの “上突き” が青＋紫線で，絶対不応期にぶつかり途絶える心房からのシグナルが緑線になります．

1 回こそ絶対不応期の「壁」に阻まれ遮断されたものの，左から 4 つ目の洞結節シグナルは予定通り P 波を作り，そして房室接合部から心室のほうに抜けて何もなかったかのように涼しい顔で “いつも通り” の QRS 波を作ります．これを理解すれば，もう皆さんは回復周期が代償性を示す PVC のラダーグラムを描くことができ，自然と

"ニバイニバーイの法則" のカラクリも理解できるはずです．完成したラダーグラムから「不応期」の帯を取って遠目で眺めてみましょう．すると，上からと下からの刺激が "ぶつかる" 感じに相違ない様子が描写されており 図 10-4，かつての Dr. ヒロの未熟なイメージもあながち悪くはないのかもしれません．

このラダーグラムを一度図示しておけば，PVC の重要な性質も理解でき，かなり強固な記憶として定着するかと思います．

「相対不応期」も少しだけ

ちなみに，「相対不応期」のほうはと言えば，「間入性（interpolated）PVC」というまれな PVC を理解するのに役立ちます．間入性 PVC では，PVC を挟む洞収縮の距離（R-R 間隔）が "ほぼ 1 倍" になります[*6]．"ピッタリ 2 倍" の代償性 PVC とは異なり，実際には "1 倍ちょっと" の R-R 間隔になるケースが大半で，そのカラクリを理解するカギが「相対不応期」があります．この点に関しては，また別の機会に取り上げたいと思います．

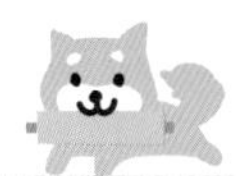

Take-home Message

- **PVC からの逆方向への "上突き" は房室接合部に不応期を残す（不顕［潜伏］伝導）．**
- **"ニバイニバーイの法則" の成り立ちも絶対不応期を意識してラダーグラムを描くことで理解できる！**

[*6] P 波が見えないこともあるが，「P-P 間隔」なら "ピッタリ 1 倍"，つまり洞周期そのものとなる．

Dr. ヒロ 's ワールドを理解するための参考書籍

今回の『心電図の読み“型”教えます！ Season 2』は，自身が主軸となって仕上げた著書としては 8 作目となります．最近では，嬉しいことに「先生の心電図の本，全部読んでます！」と言ってくれる方にも時々お会いします．
ボクのはじめての著作が出たのが 2010 年であり，そこから 10 年たった節目の 2020 年に，“分身”ともいえる作品たちを個人的な感想一言二言とともに以下に整理してみました．

1）**杉山裕章，今井靖（監修：永井良三）．個人授業 心臓ペースメーカー－適応判断から手術・術後の管理まで－．医学書院（2010 年）．**

処女作にて累計販売数 1 万部を超える最大のベスト・セラー．心電図としては徐脈性不整脈の基本を解説している．

2）**杉山裕章（監修：永井良三，執筆協力：今井靖，前田恵理子）．個人授業 心電図・不整脈－ホルター心電図でひもとく循環器診療－．医学書院（2011 年）．**

著書 1）の姉妹書で，「IT REACHES TOP」の順にホルター心電図をどう読み抜くかを述べた．大学院時代の判読バイト 4,000 例の記念出版でもある．

3）**杉山裕章．心電図のみかた，考えかた［基礎編］．中外医学社（2013 年）．**

「いつか心電図の解説書を出したい」という夢をかなえた一冊．12 誘導心電図の基本を丁寧に述べた．「REAL QueSTT in ECG」という，現在の「レーサーが～」とは異なる読み手順を用いており，改訂時にすり合わせが必要かも．

4）**杉山裕章．心電図のみかた，考えかた［応用編］．中外医学社（2014 年）．**

［基本編］の翌年に発表．循環器レジデント必読の知識として，ややハイレベルな内容も解説した渾身作である．

5）**杉山裕章．心電図のはじめかた．中外医学社（2017 年）．**

関西移住後の初めての著作．『心電図の読み“型”教えます！』シリーズの“エピソード・ゼロ”であり，姉妹書でもある．京都大学の小笹寧子先生にも登場いただいた．

6）**杉山裕章．熱血講義！心電図．医学書院（2019 年）．**

“心電図・不整脈屋”としての本領を発揮した一冊．知的好奇心を刺激するハイレベルな内容をいつも以上に“熱く”解説しており，販売数も好調！

7）**杉山裕章．心電図の読み“型”教えます！ Season 1．中外医学社（2019 年）．**

2018 年 8 月から CareNet.com 上で開始した Web 連載『Dr. ヒロのドキドキ心電図マスター』の内容をベースに書籍化した．隔週というタイトなスケジュール下でも，“十日一水”の心意気で仕上げた文章をぜひ多くの人に読んで欲しいと思っている．

CHAPTER 11

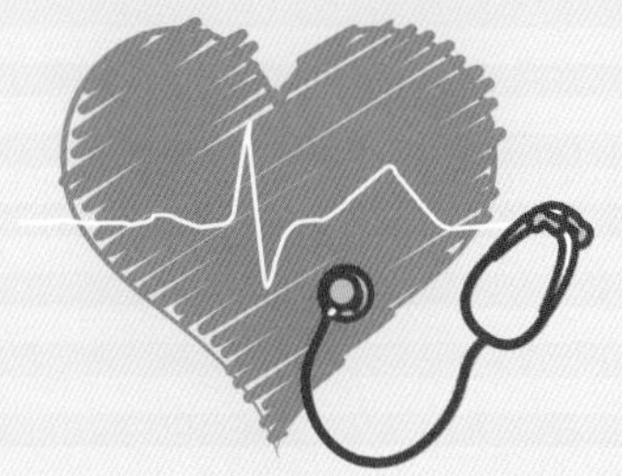

検脈法ふたたび ～"妙技"をブラッシュアップせよ～

本章のテーマ

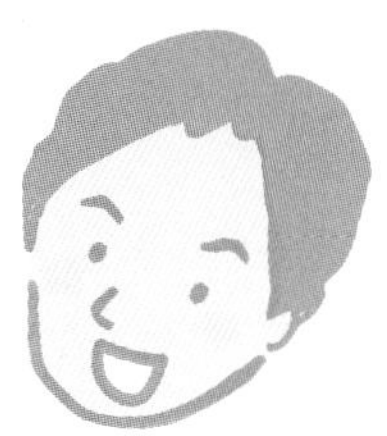

- 「検脈法」による心拍数の計算が自動計測値とズレるときがあるのを知っていますか？
- 「新・検脈法」を用いて用紙両端の"見切れQRS波"をうまく拾うことで計算の精度を上げませんか？

Season 1では心電図を見て，定規も計算機もいらずにパッと心拍数を求める"検脈法"を紹介しました（☞［Season 1］Ch.3）．これは名称も含めてボクの"登録商標®"だと思ってます（笑）．今回，この心拍数の計算法に関して再考します．Dr.ヒロの何気ない"気づき"を皆さんはどう考えるかなぁ．

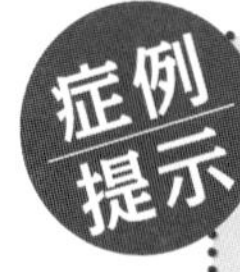

64歳，男性．関節リウマチ，COPD（チオトロピウム吸入，テオフィリン内服）にて通院中．主訴は発熱と労作時呼吸苦．3月某日，定期受診後に夕方より熱発，翌日いったん解熱するも再発した．息切れも増強したため来院した．

やせ型．体温38.4℃，血圧145/87mmHg，脈拍103/分・整，酸素飽和度91%（室内気吸入）だが軽労作にて容易に80%台前半となる．WBC: 18,720/μL，CRP: >20mg/dL．胸部X線で右下肺野の透過性低下あり．インフルエンザ迅速検査は陰性．受診時の心電図を示す 図11-1 ．

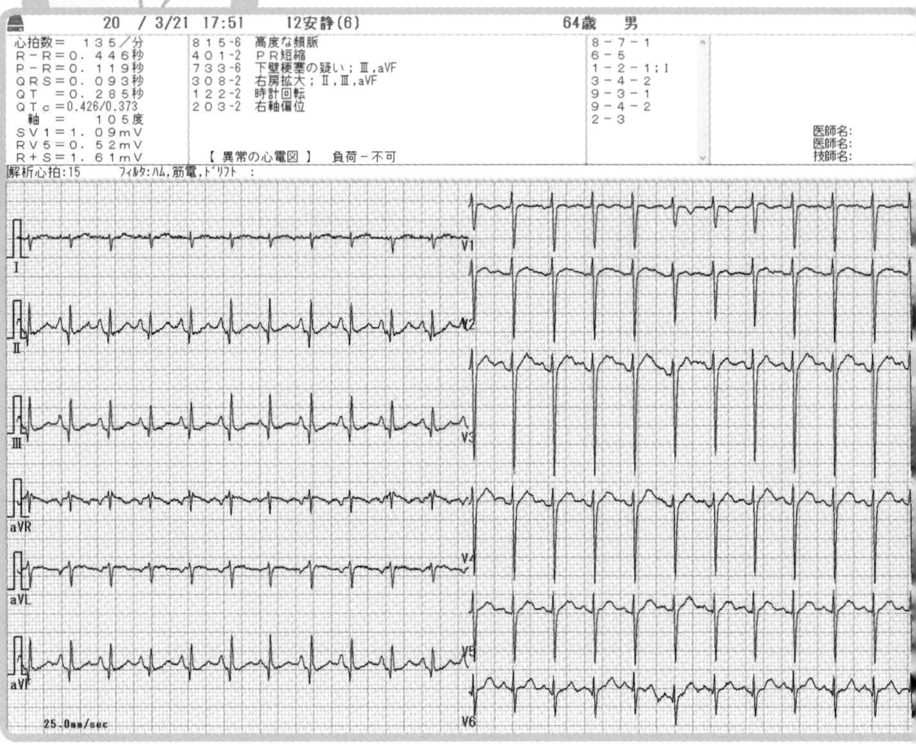

図 11-1 心電図（救急外来）

問題 1

心電図所見として正しいものを2つ選べ.

1）心房細動　　2）右軸偏位

3）左房拡大　　4）時計回転

5）ST 低下

2), 4)

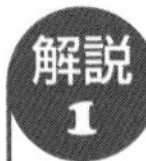

COPDの典型的な身体所見（やせ型，熱発，呼吸困難）を示す男性ですね．多くの方が，上気道感染や肺炎などによる急性増悪を第一に考えると思います．それでOKですが，こんなときでも心電図はとられるわけで，その読みを問うています．ええ，もちろん「系統的判読」です（☞ p.xii，［Season 1］Ch.1）．

1）×：「心房細動」の診断基準を復習しましょう．「R-R不整」と「洞性P波を欠く代わりにf波（細動波）」でしたね（☞［Season 1］Ch.4）．一見してR-R間隔は整で，Ⅱ誘導などでQRS波の手前に明瞭なP波がコンスタントに確認できます．

2）○：QRS電気軸の定性判定は，ⅠとaV_F（またはⅡ）誘導に着目でした（☞［Season 1］Ch.8）．Ⅰ：下向き，aV_F（Ⅱ）誘導：上向きのパターンは「右軸偏位」ですね．QRS波高が変動[*1]してやや難しいですが，"トントン法Neo"を駆使して「+100°」ないし「+105°」（"トントン・ポイント"はⅠと$-aV_R$間でⅠ寄り）と言えたら最高です（☞ p.xv，［Season 1］Ch.10）．

3）×：これはDr.ヒロお得意の"左右違い"（笑）．正解は「右房拡大」です．診断基準を整理しておきましょう 図11-2 ．
教科書そのほかでは，「Ⅱ，Ⅲ，aV_F，V_1，V_2[*2]のいずれかの

---

*1 V_1誘導でとくに顕著なQRS波高の変動（QRS amplitude variation）は「呼吸」による影響が強いとされ，3秒強のサイクルは呼吸促迫状態なのかとボクなら推察します．QRS波が減高する部分が吸気相に一致し，その際，膨張した肺によりV_1誘導が心臓から最も遠ざかる[1)]ことで理解されるようです．

*2 ニサンエフ（下壁誘導）は"兄弟"で，V_1とV_2は"お隣さん"のイメージ．ともに波形が類似すること多し．

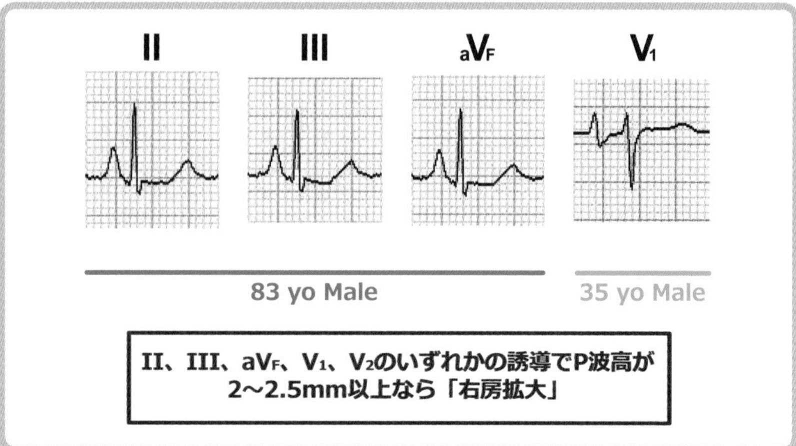

図 11-2 右房拡大の診断基準

誘導で P 波高 2.5mm 以上」という基準がよく示されますが，これはかなりハードルが高く，めったに満たしません．「右房拡大」では P 波が "ホッソリ" かつ "ツンッ" と尖った形になることが一番の特徴なので（尖鋭化），こうした "人相" ならぬ "波相" にまず反応しましょう．そのうえでどれか 1 つでも P 波が 2mm 以上なら積極的に診断する姿勢をボクは推奨しています．

4）○：正常では V_1 から V_6 誘導に向かうにつれて R 波は増高，反対に S 波は減高していき，真ん中（V_3～V_4）あたりで入れ替わります（移行帯）．V_5 誘導時点でも下向き優勢（R<S）な場合に「時計回転」と診断できます．いくつか原因があり，その一つは今回のような COPD などの慢性肺疾患です．

5）×：ST 偏位は，基線（T-P/T-QRS/Q-Q ライン）に対する J 点（QRS 波の「おわり」）の相対位置で決まります（☞ Ch.3）．"スタート" の判読プロセスでは，目の "ジグザグ運動" で肢誘導から胸部誘導まで漏れなく ST 偏位をチェックしましょう．本例では ST 低下・上昇のいずれもありません．

自動診断は「高度な頻脈」となっているが，正確な調律診断は何か？　具体的な心拍数とともに述べよ．

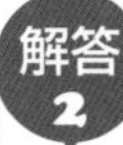

洞（性）頻脈：135/分（新・検脈法）

心電図に自信のない人がついつい頼ってしまいがちな自動診断．これを見ることについて，基本的にボクは全然 OK だと思います．慣れないうちは，自分なりの判読に漏れがないかのチェックにも使えるので，積極的に "カンニング" しようと薦めているくらいです(笑)．ただし，以前よりだいぶ精度が上がっているとはいえ，機械は "万全" ではないのです．

この方の自動診断には「高度な頻脈」の記載があるだけで，そのほか調律に関係するものはありません．自身で判定する際には基本に忠実に，はじめの "レーサー（R3）・チェック" を適用すれば答えは簡単です（☞ p.xiii，［Season 1］Ch.1）．

正確に調律診断をすることも大切ですが，今回は心拍数を求める "検脈法" に関してある日ふと感じたことを述べたいと思います．

「高度な頻脈」に喝！

皆さんが普段使っている心電計は，大半が国産メーカー製のはず．そこでしばしば見られる高度な頻脈（徐脈）という診断表示（「極端な頻脈」という表現を用いるメーカーもあり）は，心拍数がおおむね「120/分超」か「40/分未満」のときに出ることが多いようです．

ただ，この「高度な～」は，調律名でも不整脈の名称でもないんです．穏やかな日曜の朝，スポーツ選手のプレイに「喝！」という長寿番組がありますが（笑），Dr. ヒロ的にはこの表現に“喝”！…これは「診断」ではありません．以前から言いたかったのはこのことだったんです．「調律」と「心拍数」は常にセットです．基本調律を述べずに心拍数の速い・遅いだけを宣言するような診断と，ほかの心電図所見を同列で語るから紛らわしくなるのです．機械（≒心電計）が診断できないときこそ人間の目が必要なんです．

R-R 間隔は整で 5mm 四方の太枠マスですとほぼ 2 つ分ですから，“300 の法則*[3]”（☞［Season 1］Ch.3）的には 150/分に近い「頻脈」であることがわかります．しかも，“イチニエフの法則”（☞ p.xiii，［Season 1］Ch.2）にピッタリの P 波がコンスタントにいるから…そう，「洞調律」ですね．2 つをあわせて**洞（性）頻脈***[4]，これが正しい調律診断です．

あとは心拍数を求めよう

「心拍数○○/分の洞（性）頻脈です」

こう述べるべく，あと知りたいのは心拍数の数字だけ．Dr. ヒロ's レクチャーの受講生なら，**検脈法**を使ってくれるでしょ．R-R 間隔が整なら肢誘導か胸部誘導のどっちか片方（5 秒間）で QRS 波を数えればいいわけでした（☞ p.xiii，［Season 1］Ch.3）．肢誘導に 11 個，胸部誘導に 12 個とカウントすれば，132/分（肢誘導のみ），144/分（胸部誘導のみ），138/分（肢誘導＋胸部誘導）のいずれかの数値となるでしょう．いずれの方法でも，心拍数は「130～140/分」程度だとわかります．

*[3] R-R 間隔が整ならば，その間隔が太枠何マス分か数え，300 をマス数で割ると心拍数となるという手法．例えば，R-R 間隔が 2 マスなら，300÷2 で 150/分となる．

*[4] 日本循環器学会（JCS）の『循環器学用語集（第 3 版）』では「性」はなく「洞頻脈」が「sinus tachycardia」の正式な表現とされる．

ちなみに，不整脈がある場合は基本的に10秒間カウントして検脈法を適用すべし，というのがDr.ヒロ流．ここで言う「不整脈」とは，単純なR-R間隔の整・不整ではなく"レーサー・チェック"の3項目のいずれかが正常でない場合[*5]を想定しています．ですから，通常の検脈法では，138/分，四捨五入して「心拍数約140/分の洞（性）頻脈です」と述べることになるでしょう．基本的にはこれで正解です．

両端が気になって仕方ない

「高度な頻脈（徐脈）」に対するネガティブ・キャンペーンと正しい調律診断をしてレクチャーを終えてもいいのですが，ボクが本当に伝えたいことは別にあります．検脈法をしようとしていたある日，ふと"端っこ"が気になったんです．図11-3 に肢誘導と胸部誘導から一つ

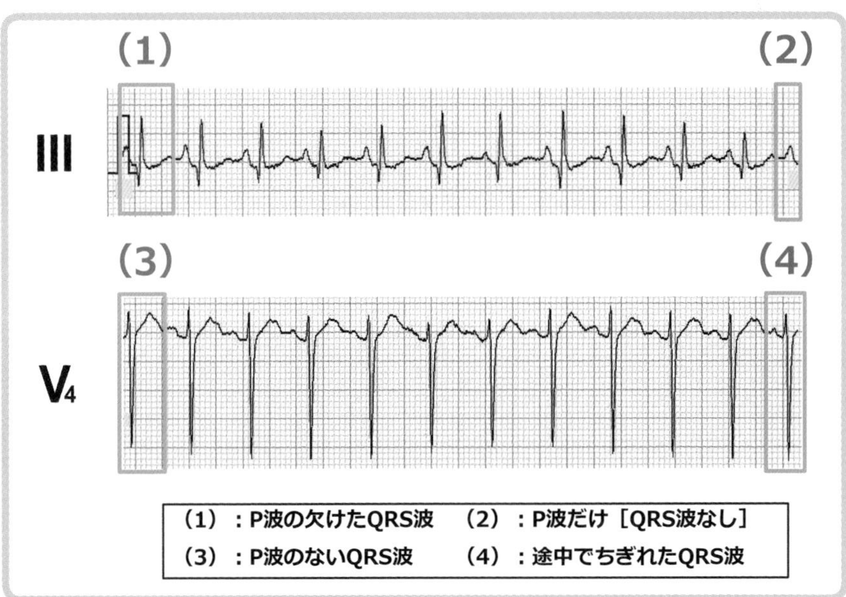

図11-3 気になる"両端"の波形たち

*5 今回は心拍数が「50～100/分」の正常範囲から外れるので「不整脈」に該当すると考えてほしい．

ずつ，今回の心電図から，たとえばとⅢ誘導とV_4誘導を抜き出してみました.

ここで“端っこ”にご注目. オリジナルの検脈法では（1），（3），（4）いずれも1個のQRS波とカウントし，（2）はノーカウントになりますよね？　一部分しかなくても，1周期まるまるある心拍と同じ扱いでいいんだろうか…そう悩んだのです.

両端が気になったワケ

以前から検脈法で求めた心拍数と心電計の表示する値とが，時折まぁまぁズレるなぁと感じることがありました. たとえば次の心電図を見てください 図11-4 .

肢誘導にはQRS波が4つあります. 一方，胸部誘導のほうはどうかというと，最後の最後にちぎれた“**見切れQRS波**”がありますね. これをどうカウントしますか？　オリジナル検脈法では，これも立派に「1拍」とカウントして，4+4で計8個，これを60秒（1分）に換算して「48/分」です. 一方の自動診断では「43/分」となっています.

「検脈法」は驚くほどに正確な心拍数を提供してくれるんです，大半のケースでは. その“実力”を知っているがゆえ，ボクにはこのズレが大きく感じるのです. “たかが5”とはいえ，48と43の差は“されど5”と感じてしまうのはビビリだから？…いや否. なんとかこれを乗り越えようと，必死にオリジナル検脈法を“改良”することにしたのです. そして完成した方法が，ズバリ名付けて“新・検脈法”です.

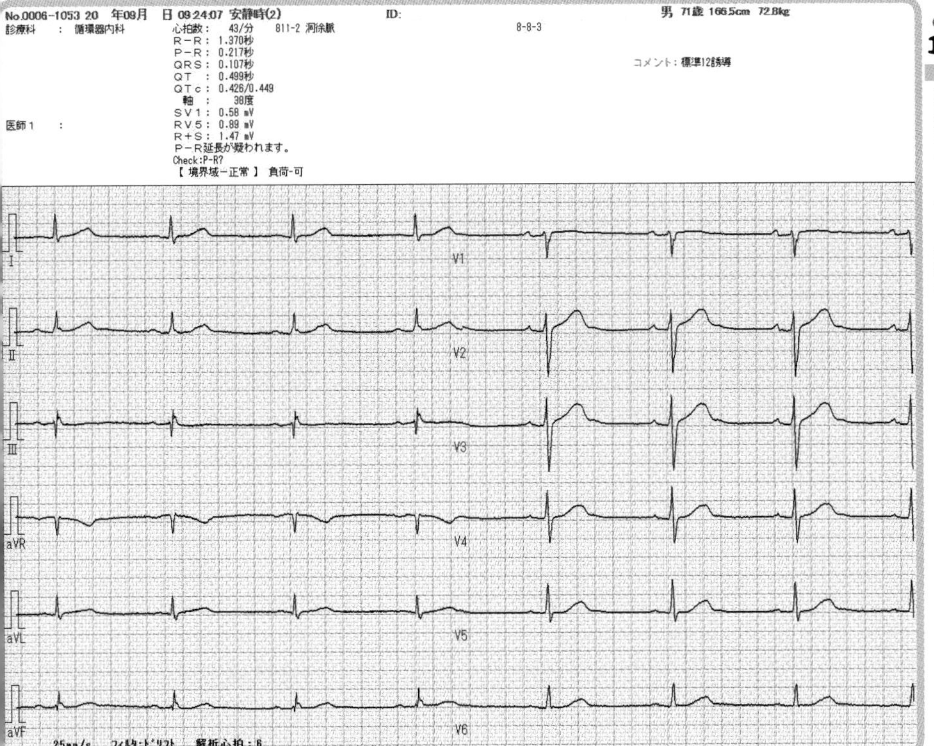

図 11-4 検脈法の"弱点"が露呈する心電図

新・検脈法のルール

① 「QRS-T」全体を"1 組"と見なし，一部でも欠けていたら心拍「0.5 個」とカウントする.

② 「P 波だけ」はカウントしない.

心拍数が 1 分間の「心室」拍動回数である以上，P 波は無視して QRS 波＋T 波に注目しようと思いました．心室の脱分極・再分極を表して常に“2つで1組”の「QRS-T」を“1心拍”とみなすルールです．ほんのちょびっと見切れていても，9割方あって残りわずかに足りない場合でも“恨みっこなし”．すべて**「0.5個」分の心拍と数える**のです．これがミソ．

もう一度，心電図 図11-4 に戻りましょう．肢誘導と胸部誘導の境界はⅡとV_2間の微妙なギャップ部分でわかりますよね．このラインまでに肢誘導4拍目はT波の「おわり」がギリギリすべり込んでいますから（Ⅰ誘導），肢誘導のQRS数は4個でOKです．一方の胸部誘導は“見切れている”最後の1拍は“半分カウント”ですから「3.5個」になります．4+3.5で計「7.5個」と考えれば…そう心拍数は「45/分」です．これで心電計による計算との差が2に縮まりました．これなら要求の厳しいDr. ヒロ的にも許容範囲です（笑）．

今回の心電図 図11-1 に対しても“新・検脈法”を用いてみましょう．図11-3 の（1），（3）は「1個」，（2）は「0個」，そして（4）は「0.5個」分の心拍となります．すると肢誘導11個，胸部誘導11.5個（最後だけ0.5個）となるので，全部で22.5個と思えば，6倍して…「135/分」．なんと心電計の出した数値にピッタリ一致しました！　ちなみに，0.5があっても，6倍ないし12倍で算出するため，新・検脈法による心拍数は必ず整数で算出されるので安心です．

腕比べをやってみた

Dr. ヒロのふとした妄想から誕生した“新・検脈法”ですが，本当に正しいのだろうか？…そう悩んだらほかの人に相談するより，まず自分で確かめるまで決して納得しないのがDr. ヒロの悪いところ（笑）．

心拍数に関しては，心電計の計算値が常に正しいと考えて（コントロール），数千にも及ぶ“杉山ライブラリー”の心電図から抽出した計

表 11-1 検証！　検脈法 vs 新・検脈法（自験例 n＝100）

	平均値	標準偏差 (SD)	中央値	最小値	最大値	決定係数[*1]
自動診断	85.2	29.3	80	37	173	(−)
検脈法（オリジナル）	86.5	29.9	78	36	174	0.99376[*2]
新・検脈法	84.2	29.0	78	36	171	0.995608[*2]

[*1] 自由度調整 R^2 値（適合性の指標）
[*2] ともに $p<0.0001$

100 例〔洞調律 45 例，期外収縮 20 例（PAC: 10 例，PVC: 10 例），心房細動 20 例，その他 15 例〕を用いて“腕比べ”をしてみました.「果たしてそこまでやる必要あるの？」という批判も聞こえてきそうですが…その結果を表にして示します 表 11-1 .

皆さんは結果をどう見ますか？　平均値，中央値や最大・最小値どれをみても“イイ線いってる”感じです.

“半分（0.5 個）カウント”の影響か，新・検脈法のほうがオリジナルの検脈法よりも小さい値で見積もる傾向があるようです.

フィッティングに関しては，最終列の「決定係数」，いわゆる R^2 値を見ると，両者とも 99%以上の高精度の予測能力があると言えますでしょうか. 煩雑さの面では，オリジナル法よりも“一手間”加わる新・検脈法の方でわずかに R^2 値が高く見えてしまうのは開発者の性，いや“親心”でしょうか（笑）. でも，こうした結果を得るちょっと前から，ふだんの臨床や研究などで心電図を扱う場合にも，ボクは手動計算の心拍数値は新・検脈法で求めるようにしています. あくまでも印象として，こちらのほうが従来法よりも精度が上がっている気がするからです.

皆さんはどう思われますか？　今回“初お披露目”しました新・検脈法に関するご意見・ご感想をお寄せいただけたら嬉しいです.

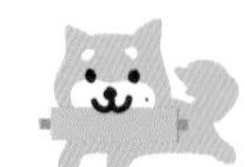

Take-home Message

- **「高度な頻脈（徐脈）」という診断はやめよう！　調律と心拍数でキチンと述べるべし．**
- **「T-QRS」を 1 組とみなし“見切れ QRS 波”を「0.5 拍」でカウントする“新・検脈法”が多少手間でも有用かも !?**

■ 文献

1） Carey MG, et al. Am J Crit Care. 2016; 25: 97-8.

JCOPY 498-13702

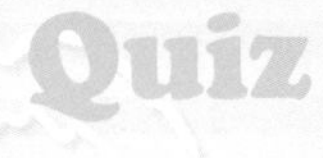

※解答は 140 ページ

クイズで問うている問題は，主に本章で扱った内容に関するものです．ただ，それだけで満足せず，常に心電図の発する全情報（"メッセージ"）を漏れなく拾い上げ，その意味するところを患者さんの病態とつけ合わせるクセをつけましょう．

症例 1

82 歳，女性．変形性膝関節症に対する手術が予定されている．発作性心房細動，高血圧に対して内服加療されている．時折めまいを感じることがある．術前検査として記録された心電図を示す 図 Q11-1 ．

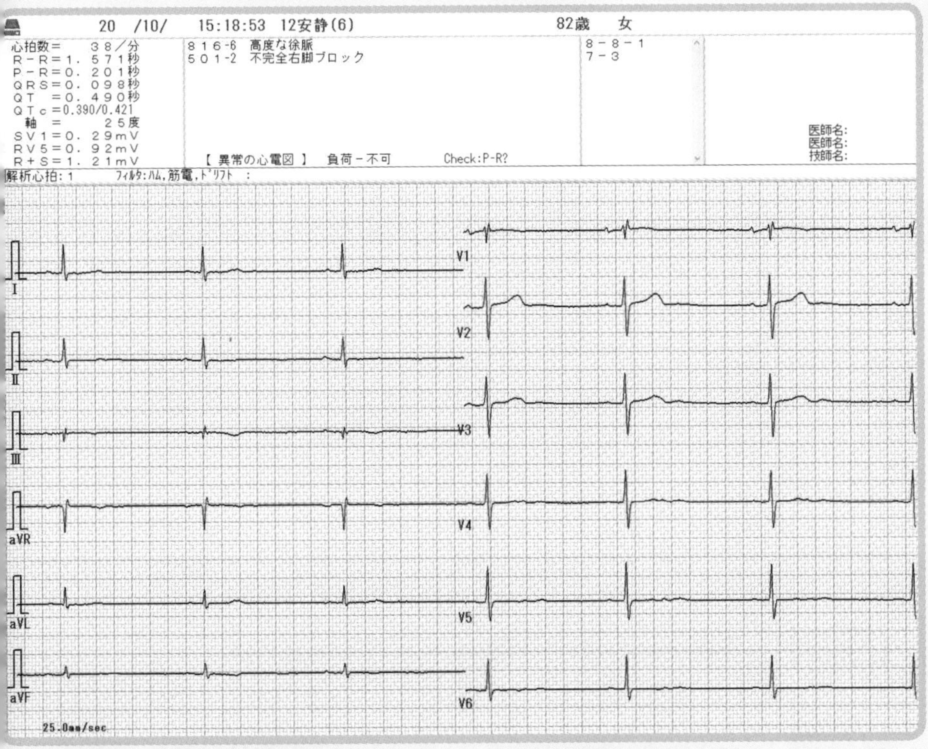

20 /10/ 15:18:53 12安静(6) 82歳 女

心拍数＝ ３８／分
Ｒ－Ｒ＝１．５７１秒
Ｐ－Ｒ＝０．２０１秒
ＱＲＳ＝０．０９８秒
ＱＴ ＝０．４９０秒
ＱＴｃ＝0.390/0.421
軸 ＝ ２５度
ＳＶ１＝０．２９ｍＶ
ＲＶ５＝０．９２ｍＶ
Ｒ＋Ｓ＝１．２１ｍＶ

８１６-6 高度な徐脈
５０１-2 不完全右脚ブロック

【 異常の心電図 】 負荷－不可 Check:P-R?

８－８－１
７－３

医師名:
医師名:
技師名:

解析心拍：1 ﾌｨﾙﾀ:ﾊﾑ,筋電,ﾄﾞﾘﾌﾄ :

I II III aVR aVL aVF V1 V2 V3 V4 V5 V6

25.0mm/sec

図 Q11-1 心電図（術前外来）

問題 1 **心電図 図 Q11-1 の心拍数はいくらか．検脈法，新・検脈法それぞれで求め，自動計測値と比較せよ．**

問題 2 **心電図 図 Q11-1 の調律は「高度な徐脈」でいいか？**

症例 2

77 歳，女性．心筋症，糖尿病，高血圧などで通院中．起床してトイレに行く際にめまいを感じ，来院．病院到着時には症状消失していた．意識清明，血圧 147/85mmHg，脈拍 52/分．来院時心電図を示す 図 Q11-2 ．

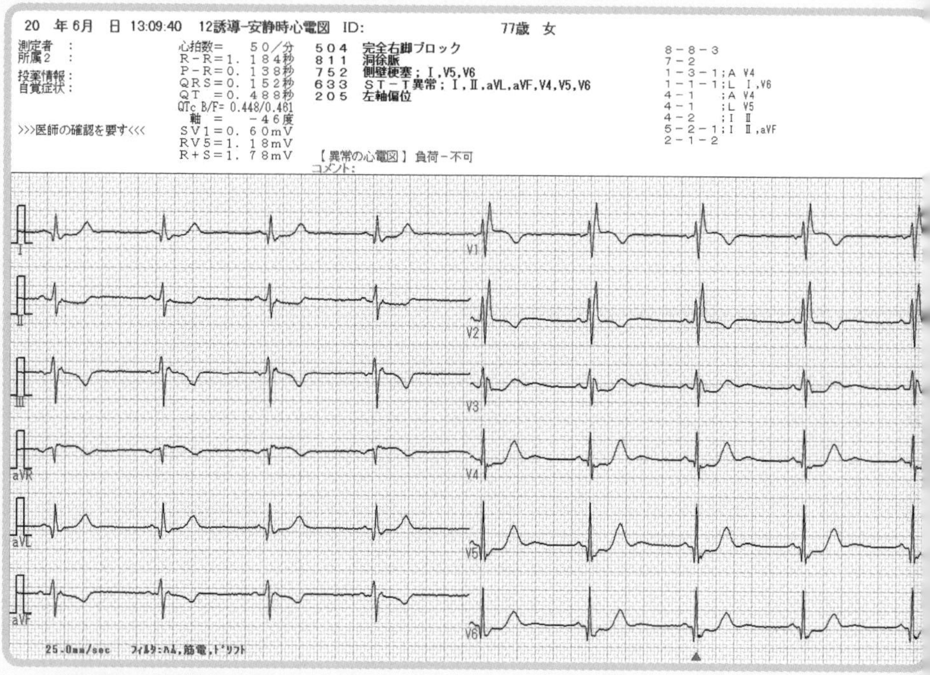

20　年 6月　日 13:09:40　12誘導-安静時心電図　ID:　77歳　女

測定者　:
所属2　:
投薬情報 :
自覚症状 :
>>>医師の確認を要す<<<

心拍数=　５０／分
Ｒ－Ｒ=１．１８４秒
Ｐ－Ｒ=０．１３８秒
ＱＲＳ=０．１５２秒
ＱＴ　=０．４８８秒
QTc B/F= 0.448/0.461
軸　=　－４６度
ＳＶ１=０．６０ｍＶ
ＲＶ５=１．１８ｍＶ
Ｒ＋Ｓ=１．７８ｍＶ

５０４　完全右脚ブロック
８１１　洞徐脈
７５２　側壁梗塞；Ｉ,V5,V6
６３３　ＳＴ－Ｔ異常；Ｉ,Ⅱ,aVL,aVF,V4,V5,V6
２０５　左軸偏位

【異常の心電図】負荷－不可
コメント:

８－８－３
７－２
１－３－１；Ａ V4
１－１－１；Ｌ Ｉ,V6
４－１　；Ａ V4
４－１　；Ｌ V5
４－２　；Ｉ Ⅱ
５－２－１；Ｉ Ⅱ,aVF
２－１－２

I　II　III　aVR　aVL　aVF　V1　V2　V3　V4　V5　V6

25.0mm/sec　ﾌｨﾙﾀ:ﾊﾑ,筋電,ﾄﾞﾘﾌﾄ

図 Q11-2 心電図（救急外来）

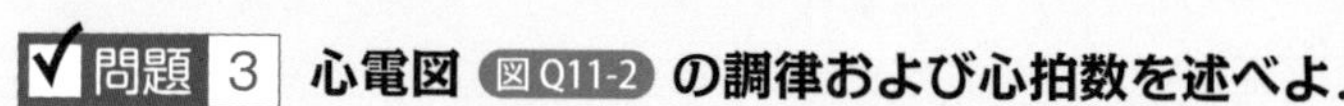

問題 3　心電図 図 Q11-2 の調律および心拍数を述べよ．

問題 4　心電図 図 Q11-2 の所見として正しいものを 2 つ選べ．

1）異常 Q 波　　2）右軸偏位　　3）ST 低下
4）完全右脚ブロック　　5）QT 延長

症例 3

69 歳，男性．心筋症，高血圧で通院中．週に 2〜3 回のテニス練習もこなせている．定期外来での心電図を示す 図 Q11-3 ．

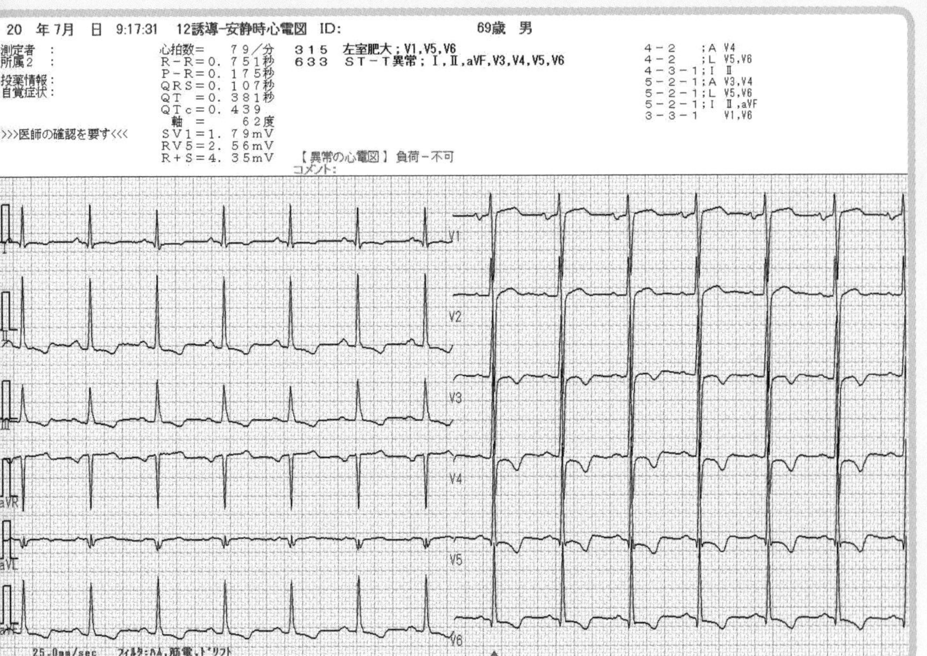

図 Q11-3 心電図（定期外来）

問題 5 心電図 図 Q11-3 の調律および心拍数を述べよ．

問題 6 心電図 図 Q11-3 の所見として正しいものを 2 つ選べ．

1）右房拡大　2）左房拡大　3）右室肥大
4）左室肥大　5）両室肥大

解答と解説

症例 1

問題 1　検脈法（原法）: 42/分，新・検脈法: 39/分，後者のほうが自動計測値に近い

検脈法と新・検脈法の違いは，「胸部誘導の右端（最後）をどう数えるか」のみである．検脈法では「1 個」，新・検脈法では「0.5 個」と数えるため，前者「42/分」，後者「39/分」と算出される．新・検脈法のほうが自動計測値をうまく反映しているように思われる．

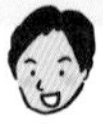

Dr. ヒロ's アドバイス

一定以上の徐脈となると，検脈法で求めた心拍数が自動計測値から時に乖離するが，このように新・検脈法を適用することで是正できることあり．

問題 2　良くない，「洞（性）徐脈」が正しい

国内メーカーの心電計では「高度（または極度）の徐脈（頻脈）」という診断が頻用され，調律診断と紛らわしい．「高度の徐脈」は心拍数 40/分未満の場合に表示されることが多い．若干弱々しく，識別しづらい面があるが，“イチニエフの法則” を満たす P 波がコンスタントに確認できるため，「洞（性）徐脈」が正しい調律診断となる．

また，PR（Q）間隔が正常上限（ほぼ 200ms）な他，V_1 誘導の「rsr′型」QRS 波，側壁誘導（Ⅰ［・aV_L］・V_5・V_6）のスラー様 S(s) 波もあり，「不完全右脚ブロック」も忘れずに指摘したい．

■系統的判読*■ 図 Q11-1

R-R 間隔: 整，心拍数 39/分（新・検脈法: 10 秒間），イチニエフの法則: 一応 YES／（P 波形）正常／（異常 Q 波）なし／（QRS 波）向き: 正常，高さ: 正常，幅: やや広い（不完全右脚ブロック）／（ST 偏位）ST 上昇: なし，ST 低下: なし／（T 波）陰性 T: Ⅲ・aV_F／PR（Q）間隔: 正常上限（約 200ms），QT 間隔: 正常，その他: 特記事項なし．

* 「系統的判読」の方法は，「Season 1」または本書 p.xii「Dr. ヒロ流！心電図判読メソッド」を参照下さい．

JCOPY 498-13702

■心電図診断■

・洞（性）徐脈（39/分）

・不完全右脚ブロック

症例 2

問題 3　洞調律，心拍数 51/分（新・検脈法）

はじめは "レーサー（R3）・チェック" を問う問題.

単純にオリジナル検脈法を適用すると，心拍数は「54/分」となり，自動計測値「50/分」と比べると若干の違和感あり．かわりに新・検脈法を用いれば，QRS 波を肢誘導 4 個，胸部誘導「4.5 個」（最後の 1 拍は "見切れ"）とカウントするので，(4+4.5)×6＝51/分と算出することができる.

調律に関しては，コンスタントに P 波があり，向きは "イチニエフの法則" に合致するので「洞調律」で OK だろう．心拍数 60/分未満で「洞（性）徐脈」と定義される場面もあるが，臨床的意義との兼ね合いから「50～59/分」はそれに該当しないと考えてよい.

問題 4　2)，3)

一過性の回転性めまいを訴える肥大型心筋症の高齢女性であった．やや遅めの洞調律，完全右脚ブロック，左軸偏位，ST-T 変化とともにⅠ，aV_L には幅広（～1mm）の Q 波があり，「異常 Q 波」である．V_5，V_6 は境界域である.

なお，来院時にはほぼ症状が消失しており，その原因特定には至らなかった.

■系統的判読■ 図 Q11-2

R-R 間隔：整，心拍数 51/分（新・検脈法：10 秒間），イチニエフの法則：YES／（P 波形）正常／（異常 Q 波）Q 波（Ⅰ・aV_L［・V_5,・V_6]）／（QRS 波）向き：左軸偏位，高さ：正常，幅：広い（完全右脚ブロック）／（ST 偏位）ST 上昇：V_1，ST 低下：Ⅰ・Ⅱ・V_3～V_6／（T 波）陰性 T：Ⅱ・Ⅲ・aV_F・V_1・V_2／PR（Q）間隔：正常，QT 間隔：正常，その他：特記事項なし.

■心電図診断■

・洞調律（51/分）

・異常 Q 波（Ⅰ・aV_L［・V_5・V_6]）

・ST 低下（Ⅰ・Ⅱ・V_3～V_6）

・陰性 T 波（Ⅱ・Ⅲ・aV_F）　※ V_1・V_2 は右脚ブロックによる

・左軸偏位（QRS 電気軸：－40°）

・完全右脚ブロック

症例 3

問題 5　洞調律，心拍数 78/分（新・検脈法）

オリジナル検脈法では，肢誘導，胸部誘導ともに 7 個と QRS 波をカウントされ（計 14 個），心拍数は「84/分」と求まる．これが自動計測値（79/分）から若干ズレているという印象はないだろうか？

新・検脈法を適用してみよう．肢誘導の右端（最後）は T 波の後半成分，胸部誘導の右端は QRS 波の途中で切れており，ともに **0.5** 個とカウントしたら全部で 13 個の QRS 波となり，「78/分」と求まり，差が縮まることになる．

問題 6　2)，4)

左室高電位（V_5，V_6 ほか）に加えて，典型的なストレイン型（ST 低下＋陰性 T）が見られており，「左室肥大」が正解．「左房拡大」に関してはやや微妙だが，V_1 誘導の P 波（後半成分），Ⅱ誘導 P 波が "2 コブ" で幅もほぼ 120ms あり，「あり」と考えてよい．「右室肥大」，「右房拡大」いずれの心電図所見も認めない．

■系統的判読■ 図 Q11-3

R-R 間隔：整，心拍数 78/分（新・検脈法：10 秒間），イチニエフの法則：YES／（P 波形）左房拡大（疑い）／（異常 Q 波）なし／（QRS 波）向き：正常，高さ：正常，幅：正常／（ST 偏位）ST 上昇：なし，ST 低下：（Ⅱ・Ⅲ・aV_F・）V_3〜V_6／（T 波）陰性 T：Ⅰ・Ⅱ・Ⅲ・aV_F・V_3〜V_6／PR（Q）間隔：正常，QT 間隔：正常，その他：特記事項なし．

■心電図診断■

・洞調律（78/分）
・左房拡大（疑い）
・左室肥大

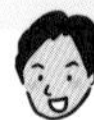

Dr. ヒロ's アドバイス

肢誘導，胸部誘導の "両端" で QRS-T 部分が一部でも欠けるとき，10 秒間での新・検脈法がオススメ．

CHAPTER 12

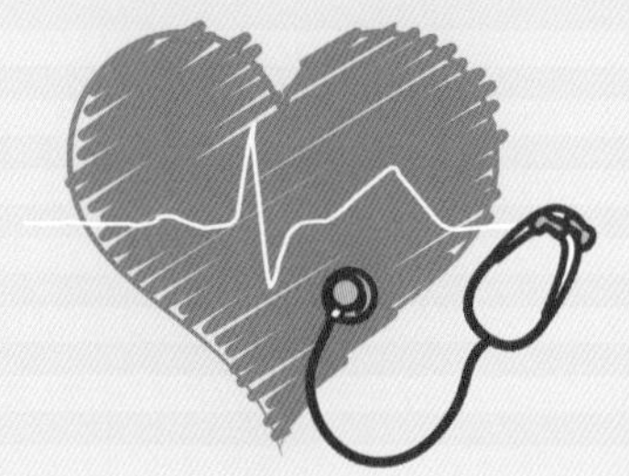

心電図の壁～復刻版～

本章のテーマ

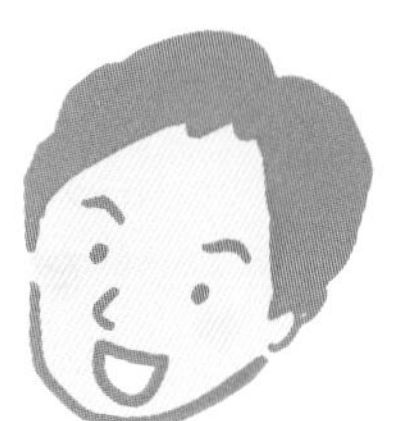

- 全くの知識ゼロの状態から心電図を克服してゆくプロセスに興味がありませんか？
- 「系統的判読」を重視した心電図レクチャーをはじめたいきさつを描いたDr. ヒロの自伝的エッセイを読んでみませんか？

今でこそ心電図に関するさまざまなテキストを出版し，多くの講義・セミナーの機会をいただいているDr. ヒロですが，かつては心電図や不整脈が不得手だったのです…多くの人と同じか，それ以上に苦労して何度もくじけそうになりました．そんなボクだからこそ，いかにして困難を乗り越えたかを語ることで，心電図学習で悩む人へ勇気を与えられるのではないかと，かつて，医学書院の「内科医の道」という若手医師向けのシリーズ企画の中で，あるエッセイ*を執筆しました．このシリーズは，著名な先生方が若手に向けたメッセージをWeb上で発信するもので，ボク自身も時々興味深く読んでいた企画でした．もちろん自分には分不相応だとは思いつつ…当時のボクは承諾してしまいました．そのときつけたタイトルが『**心電図の壁**』．大先輩でもある養老孟司先生の影響を受けていないとは言いません(笑)．

*杉山裕章．内科医の道［電子版エッセイ］．医学書院; 2012．第48回．（※2018年に公開終了）

ニガテ・キライ・ムリの状態から，どう“壁”を乗り越えてきたか—そのプロセスが心電図を学び中の“迷える子羊”たちのお役に少しでも立てればと懸命に書きました．この自分自身の成長日記とも言えるエッセイも，今では時の流れで“閲覧不能”となってしまいましたが，医学書院と交渉し，自らツッコミ的な補足も追加しつつ，このような形で番外編としてお届けできることになりました．

いつものようなレクチャー調でもないので，気軽にご笑読いただけたら嬉しいです．では，はじまり，はじまり〜．

原稿依頼をいただいたとき，若手医師へ向けたWebエッセイ企画とのことで，本当はお断りしたかった．なぜって，自分こそ“読者”たるべき若者❶だから．でも，いろいろと考えた挙句，心電図についての“苦労話”を記すことで皆さんにお伝えできることも少しはあろうかと思ってお引き受けした．学生時代を思い返してみると，お世辞にも真面目とは言えなかったと思う．でも，外部実習❷で配属になった病院の循環器科の先生方がカテーテル室やCCUを駆け回るパワフルな姿がとてもカッコ良く見え，自分もやってみたくなったのだ❸．でもオレって…シンデンズとか全然ダメじゃん（泣）．当時は何だかよくわからないけれど心電図が循環器の“象徴”な気がして，試験そのほかでもひどい目にあった記憶が頭から離れなかったからかもしれない．とにかく心電図が大のニガテだった．

Dr. ヒロ's コメント

❶ 当時33〜34歳．冷静になってみるとそんなに若くはないか….

❷ とくに印象的だったのは，T病院とM病院の2つ.

❸ 今も最前線で活躍されておられる某医師．当時，若くてバリバリの彼に向けられたナースたちの眼差しはとても印象的だった．容姿もカッコよく，しかもデキる…まさに“完璧”な先生だった！

注）黄枠部分がエッセイ，「Dr. ヒロ's コメント」が現在のボクによるツッコミです．

そんな自分を少しだけ変えたのは，ひょんなことから参加した学内の“**心電図ゼミ**”だった．有志の勉強会なんてものに参加したことなんて一度もなかったが，わらをもつかみたい気持ちが背中を押してくれたか❹．それは毎週１人１枚，ナマの心電図波形が与えられ，ノーヒントの状態で担当教授と十数人の同級生の前で自分なりの診断・解釈を述べるものであった．ボクが普段やっている“マルチョイ”方式のクイズとはレベルが違う．今で言う，“リアル・ガチ”で頼みの綱の自動診断結果も消されていた…．ほかの人が読んできた心電図もコピーして配布されるため，１回このゼミに行くと，必ず十数個の新しい課題が生まれた．正しく読み切れたときもあれば，全然アサッテの診断をしてしまうことも多々あった❺．出席者の多くも皆，それなりに間違った．しかし，その教授は，たとえ間違った診断をしても決してけなすことなく，その場で“**どう読むのか**”を，逐一教えてくれた❻．プロ（循環器）の視点に触れた瞬間はしばしば身震いがした．

Dr. ヒロ's コメント

❹ 実は，当時仲良くしていた友人が参加すると言ったため，何か不安になって一緒について行っただけなのだ．

❺ 今でこそ「系統的判読法」などと１枚の心電図から漏れなく所見を拾い上げることの重要性を強調しているが，当時は指定教科書とブツ（心電図）とをウンウンうなって見比べながら恥をかきたくない一心で必死にやっていたっけ．

❻ 同教授は退官されるまで毎年同ゼミを開催されていたそう．心電図はいわんや，まさに教育のプロフェッショナル！

約半年間，なぜだか休まず通った．必修の授業だってサボることのあった“劣等生”が．いつしか，自分が担当でない問題にも自分なりの所見をつけてからセッションに参加するようにもなった❼．ただ，その後は苦労の連続だった．国家試験にどうにか通って医師１年目，大学病院で入院サマリーや諸雑用に追われ，心電図はおろか，ほとんど勉強なんてできなかった．もともと要領が悪く，種々のストレスや疲労にも悩まされることもあったのだが．ゼミで築いた“土台”も見事に退化してしまった．

Dr. ヒロ's コメント

❼ 学生時代に用いていた教科書の大半は廃棄したが，この心電図"教材"は今でも捨てずにファイリングしてあるほど愛着アリ.

2年目は"野戦病院"❽に出た．当然，心電図の講義なんてない．でも，そこでダメ研修医に再度転機が訪れた．1つ上の先生が，「あなた，循環器に興味があるのなら，**心電図の"下読み"**してみたら？　○○先生が添削してくれるから勉強になるわよ」と勧めてくれたのがキッカケだった❾．それは，院内で毎日山のように記録される心電図の所見を他科のドクターにもわかるよう紙に記載する仕事だった❿．この"下読み"に，コワモテ循環器部長が目を通し，間違っていれば赤ペンで修正してくれるというのだ．しかも，生理検査室の方は，訂正が入った心電図と"正解"できたものとを別に分けておいてくれた⓫.

それ以後1年近くの間，頼まれてもないのに院内ほぼすべての心電図に目を通す，出来の悪い下読み工場をオープンさせた.

はじめのうちはドン引きするくらい直され，不整脈やペースメーカーの心電図などは最後までまったく歯が立たなかった．だが，毎回ドキドキしながら添削結果と向き合った経験は貴重であり，一度は失いかけた心電図への"情熱"が徐々に湧き上がってくるのを感じた⓬.

Dr. ヒロ's コメント

❽ 飲み屋街としても有名な神楽坂付近の病院で，名称は変わっても現在も同じ場所にある.

❾ 何度か一緒に飲みに行き（ご馳走になっていた），「腎臓内科の紹介でこの病院に来たんですけど，今更ながらやっぱり循環器やりたいなぁって思ってるんです」なーんて相談したような気が….

❿ 当時はまだ電子カルテはなく，複写式の短冊紙にボールペンで所見を書いた．個々人に"ポケベル"が手渡されており，それが鳴るたび近くの電話機にダッシュしていた記憶があるなぁ….

⓫ 悩みに悩んでつけた所見が予想通り"誤り"であったもの，また逆に自分では

難なく診断できたと思っていたのに訂正が入り，「そう考えるのか」と学ぶことも多々あった．悩んだ末に出した診断が“正解”だったときは，ニコニコとスキップして病棟に戻るくらい喜んだなぁ．

⑫ 現在でも循環器レジデントなどの duty として心電図“下読み”があるようだが，“添削”まで入る環境は比較的少ないのでは．この病院での研修自体はいろいろ苦労もあったけれど，この点は恵まれていたと思う．

3年目からは循環器レジデント生活だった．有名な先生たちもいる病院で，今度こそ心電図を教えてもらえるかと思った．でも，当時は専門医取得に向けての研修カリキュラム[*1]なども明確ではなく，上司の先生方も皆あまりに多忙過ぎだった．しかも，レジデントにとって紙カルテから抽出したデータを用いて学会発表をする，あるいは作りたての院内データベースを使って論文を書くことが“ステータス”であり，同僚たちの多くがそれを競っていた．けれども，当時の自分は，レジデントとして知りたいこと・やりたいことを別の部分に見いだしていた（理由はいくつかあるが，生来のヘソ曲がりが悪く作用したのか！？）．当然，データ集計も滞りがち，統計解析も“数遊び”に思えてしまい，なぜかあまり興味がわかなかった（その後，大学院生になったとき，一から学び直すのに苦労したが）．結果，また一つ“劣等生”の称号が増えたのかもしれなかった．

ただ，この病院で初めて本格的な**不整脈の世界**に触れた．ちょうど国内で普及し始めた植込み型除細動器（ICD）や両心室ペーシングを用いた心臓再同期療法（CRT），さらに CARTO®などの三次元マッピングシステムや心房細動を含むカテーテルアブレーション…見るモノ聞くモノすべてが新鮮だった．周囲のレジデントが冠動脈造影やインターベンション（PCI）のとりこになるなか，かつてはマニアック路線として敬遠されていた不整脈分野の技術革新を肌で感じ，基本技能の習得に邁進することができた．

しかしながら“道”は決して容易ではなかった．現在の日常臨床に広く浸

[*1] 日本循環器学会．循環器専門医研修カリキュラム Ver.1．j-circ.or.jp/information/senmoni/files/curriculum201803.pdf

透した12誘導心電図は体表から記録される，いわば“地上”の情報だが，“地下”で起きている電気現象を観察する**心臓電気生理学検査（EPS）**⑬の存在が自分にとっては新たなハードルとなった．しかも，“地上”の心電図は静止画だが，“地下”の世界は動画だった．今ではほとんど何の苦労もなく理解できる心内心電図にも目が泳いだ．何でも出だしにつまずく自分は，カンファレンスで発表しなくてはならない不整脈解析にも当初は5〜6時間くらいかかっていたと思う⑭．

横に座って丁寧に教えてくれる“個別指導”的な先生などはおらず（そういうのも何だかムズがゆく感じる性分だが…），ほとんど独学のOJT（on-the-Job training）に近かったと思う．

文字通りの真っ暗闇からスタートした“地下”探索は，体表面心電図の“壁”よりもさらに苦しいものだった．現在も業界のトップを走る大家の先生に，「先生，そんなレベルだと一生EPなんて読めるようにはならないと思うよ」と言われひどく落ち込んだ記憶が今も時々思い起こされる．

でも，なぜかここでも諦めなかった．2年ほど続けると，12誘導心電図の“地上”情報だけを見せられても，その裏，すなわち“地下”でどんな現象が起きているかが想像できるようになった．院内では優秀な同僚たちにだいぶと水をあけられたが，**“心電図の壁”**が崩落する音が微かに聞こえた気がした．今思い返せば，心の耳に聞こえた独特の感覚は，おぼろげながら“何か”をつかんだ瞬間だったのだと思う．いつしか，心電図も不整脈もそれほど怖くはなくなっていた．今，不整脈をどう考えるかを伝えるとき，なるべくわかりやすい形で**“地下”の世界**を紹介しようと思っているのも，この経験からだ⑮．

Dr. ヒロ's コメント

⑬ いわゆるイーピー（EP：電気生理学）・スタディと呼ばれている検査で，カテーテルアブレーションでの基本情報ともなる．心臓の中に留置した電極カテーテルから記録する「心内心電図」という理解で良く，10〜20，ときには30近いカラフルな心腔内局所の心電図波形が同時に画面上に描かれる．

⑭ 週に2〜3件を担当するなか，1症例にこれだけの時間をかけていたとは…“電気部屋”と呼ばれた解析装置のある部屋に深夜，週末問わずに入り浸っ

た．元々こもるタイプなのかもしれないな，ボクは（笑）．

⓯ 個人的には，専門性の高い心臓電気生理学を誰もが習得すべき内容だとは思わない（循環器専門医でも苦労する人が多い）．ただ，それをデフォルメしたラダーグラム（laddergram）は，“動く地下”の様子を静止画にしたもので，不整脈心電図の理解に有用である（☞ Ch.8〜10）．これが理解できると，心臓の中で今どんな電気の流れが起きているのか，想像力もかき立てられワクワクして不整脈が「見える」ようになる．

その後，自身の出た大学に戻った．不整脈中心の臨床業務もこなしたが，大学院生にはレジデント時代よりも時間に余裕があった．執筆業が加速したのもこの時期だ．また，某企業の**ホルター心電図**解析センターで判読レポート作成のアルバイトも始めた．数年間で4,000件以上のホルター冊子と向き合うこととなり，ささやかながら研究成果⓰，書籍化⓱にもつながる貴重な体験だった．EPSとも12誘導とも異なる視点で心電図を眺め続けたのも能力アップにつながったように思う．

いつしか心電図が“大好き”に変わっていた．三度の飯より，いや，それどころか決して裏切らない“**友達**”にすら思えた．そして，ある時ふと**心電図の「読み方」**はどう形成されるのかに興味を持った．そんなことをマジメに相談する人は誰もおらず，別にカンファレンスで皆で協議して前進する内容でもないため，一人で徹底的に考えた．自分が過去に感じた“心電図の壁”を同じように今感じている人が決して少なくないことも知っていた．苦労しているのは皆同じなのだ，と．

でも何故？　学生時代から研修医，レジデント時代まで，自分が心電図にどうしてここまで苦労したか振り返ってみると，それは“**art**”としての「読み方」を伝える授業や実習などがないのが原因ではないか．医学教育がブームになっており，ジェネラリスト志向が高まるなかでも，心電図に関する新しい教育システムの話はあまり耳にしない⓲．

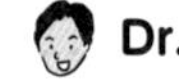 **Dr. ヒロ's コメント**

⓰ 膨大な件数をスピーディにこなすため，音声認識ソフトを用いて所見付け

（おそらく心電図業界初！）を行い，その有用性を報告した．杉山裕章，他．心電図．2011；31：158-64 や杉山裕章，他．心電図．2012；32：239-47 など．

⑰『個人授業 心電図・不整脈 ホルター心電図でひもとく循環器診療』（医学書院，2011）の執筆はその集大成である．

⑱「令和」時代の現在でも，状況はあまり大きく変わらないように思う．この気づきが，ボクの提唱する「心電図の読み“型”」の基盤である．

心電図が読める人の頭の中には，これが正常，という心電図波形の“テンプレート”ができている．それを自分の目の前の心電図と瞬時に比較して，必要な部分だけ異常として抽出するカンのようなものを習得している⑲．

そのやり方・手順は個人それぞれで，自分には明文化できないけれど，一度，心電図と“友達”になった人は決して見落としすることはない．この“テンプレート”をどう作っていくか，何をどう比べればいいのかなどが口承伝授されにくいのではないか．

ちまたにあふれている所見や診断基準の羅列本はもちろん，“ココだけ”や“速効”，あるいは“わずかな時間で”とうたうテキスト⑳では心電図のテンプレートは築かれないと思う㉑．絶対に．「読み方」に徹底的にこだわった講義や教科書が必要だと思う．それは今までにあるか？…いや「ない」ぞ．

先般述べた心電図ゼミや添削指導の類いが，学部や初期研修医・レジデントの教育過程に取り入れられるべきだ㉒．波形の各パーツ別に“テンプレート”との差異を抽出する作業は訓練せずして決して身につかず，場数はもちろん，相応の個人努力が必要だ．それを乗り越えた人だけが心電図のうまみを享受しており，そうでない人にとっての心電図は，友達の正反対，永遠に“距離を置きたい存在”以外の何ものでもなくなってしまうのだ．

Dr. ヒロ's コメント

⑲ 肢誘導の上肢電極の左右つけ間違いを扱ったレクチャー（☞ [Season 1] Ch.6）でも，これを踏まえた表現を登場させているボクとしては，それが心

電図の「正常」を知るということなのだと思う．

⑳ でも，悲しいかな．魅力的な表紙やキャッチーなタイトルの心電図本がAmazonランキングなどでも上位となる傾向がある….

㉑ この後，「正常な心電図とは何か？」を突きつめた名作（他著）も出版されており，ぜひとも探し求めて参考にして欲しい．

㉒ 一部の医学部や実績・人気のある研修病院で行われているところもあると聞く．

このall or none的な状況を何とか打破できないものか．自分は人よりたくさん回り道をしたと思うが，特別“鈍感”だっただめか，あまり“心電図の壁”を強く意識せず，心電図と友達になるプロセスで挫折せずに済んだ．心電図ゼミやそのほかの経験も含め，部分的にはラッキーな出来事もあったからかもしれない．ただ，人によってはこうしたチャンスに恵まれないこともあるだろう．丁寧な指導医㉓だってどこにでもいるわけじゃない．つまり，運なのか…？　いや，否．現在の臨床医学における心電図の汎用性・簡便性・有用性などを考えれば，それじゃダメだろうと思う．すべての医師に一定の心電図診断能力が問われている時代なのだ．

今もしも，劣等生が経験した，人一倍の苦労の先に得たartと言える心電図の「読み方」をカタチにできたら…誰もがきっと今よりずっとスムーズに“心電図の壁”を乗り越えられるのではないか？　それは来年10年目を迎える自分の新しい目標の一つになった．「心電教育学」㉔と勝手に名付けているが，「読み方」を身体に染み込ませるような新しい教育システムが今後重要視され，そのためのツールが開発されてほしい．何事も一歩を踏み出さなくては始まらない．たとえ“1”でも“0”に比べると無限大倍なのだ㉕．

Dr. ヒロ's コメント

㉓ 現在では，CareNet等のDVDやオンライン教材があって素晴らしい！

㉔ 残念ながらこの言葉はあまり流行らず，いつしかボク自身も口にするのを忘れていたが，これを機にまたハッと思い出し，わが専門分野の一つとして標榜したいくらいだ（笑）．

㉕「とにかく一歩踏み出せ」－作業興奮に自分がdriveされたら勝機あり．これ

が仕事におけるボクのモットーの一つ．周りの人の評価や評判を気にするあまり，せっかくの熱意・才能を無駄にしてしまうのは実にもったいないから．

今後「心電教育学」が発展することで，より多くの人が“心電図の壁”を克服できる日が来ることを切に願う．微力ながら自分自身も努力してゆきたいと鼻息を荒くしている．近い日に“その日”が来ることを夢見て㉖．

（執筆：2012年7月12日）

Dr. ヒロ's コメント

㉖ この時点で実は『心電図のみかた，考え方［基礎編］』および『同［応用編］』（ともに中外医学社）の原稿がほぼ完成しており，確固たる意志を遠巻きに表明していた．これは教科書（書籍）であり，講義としては，CareNet 連載の『Dr. ヒロのドキドキ心電図マスター』ならびにそれを書籍化した本シリーズ『心電図の読み“型”教えます！』がボクなりのアンサーの１つ．

さて，自伝的エッセイ『心電図の壁』，いかがだったでしょうか．“プロジェクトX”（中島みゆきの『地上の星』が聞こえてきそう…）ばりに，劣等生だったボクがゼロから“壁”に挑み，それを乗り越えた過程をリアルに描いてみました．いま心電図や不整脈に悩む方への参考になったら幸いです．

前半に登場する教授や部長と同じような立ち居振舞いは，現時点でのボクにはできていません．時勢も変化も踏まえ，Dr. ヒロが選んだのは書籍やWebでの講義に重点を置くという道です．この「道なき道」は険しいですが，チャレンジ・スピリットを常に持って邁進してゆきたいと思います!!

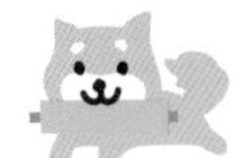

Take-home Message

- 教科書や問題集だけではなく“生”の心電図に数多く触れよ！
- 正常な心電図波形の“テンプレート”を頭の中にインプットしよう.
- 心電図のパーツ波形ごとに異常を抽出する練習をくり返すべし−“系統的判読”の重要性
- きちんと勉強すれば心電図は決して裏切らない“友達”になる！

索 引

あ

か

さ

た

杉山裕章（すぎやま ひろあき）

東京大学医学部卒．卒業後，都内複数の施設で研鑽を積み，母校で学位取得後は関西に活動拠点を移す．

もともと大の苦手だった心電図の克服・活用法を多くの人に伝えたい―その思い一つで，書籍にとどまらず，医学雑誌や Web サイトなどさまざまな媒体で熱血講義を展開している．興隆・衰微の激しいエビデンスや新しい治療法に過度に振り回されることなく，合理的かつ患者の意向に沿った親切・丁寧な診療を心がけている．趣味はドライブ，京都散策．

総合内科専門医，循環器専門医，心血管インターベンション認定医，不整脈専門医，医学博士（東京大学）．
心電図，不整脈に関する著書や論文多数．

本書に対するご感想，ご質問などは shindenzu_mikata@chugaiigaku.jp まで．

本書は，CareNet.com（株式会社ケアネット）において『Dr. ヒロのドキドキ心電図マスター』として連載された，第 14 回（2019 年 3 月 4 日公開）～第 29 回（2019 年 9 月 30 日公開）から抽出した内容を書籍化したものです．なお，書籍化にあたって一部加筆・修正を行っております．

心電図の読み“型”教えます！ Season 2 ©

発　行　2020年3月1日　1版1刷

著　者　杉山裕章（すぎやま ひろあき）

発行者　株式会社　中外医学社
代表取締役　青木　滋
〒162-0805　東京都新宿区矢来町62
電　話　(03) 3268-2701（代）
振替口座　00190-1-98814番

印刷・製本/横山印刷㈱　〈MS・KN〉
ISBN978-4-498-13702-8　Printed in Japan